专病中西医结合诊疗丛书

功能性便秘的中西医结合诊疗

柯 晓　王文荣　主编

科学出版社

北京

内 容 简 介

本书分别从西医、中医两个方面进行系统总结,西医方面主要从发病机制、诊断及内外科治疗等方面进行论述;中医方面则包括中医相关理论、病因病机及辨证论治、常用中药及中成药、外治疗法、预防调护等,同时还分享了中西医结合治疗功能性便秘的宝贵经验,并加入当代名医诊治经验及医案赏析等,以希促进读者进一步了解和认识功能性便秘,提高理论知识水平。

本书可供中医内科、中西医结合消化病科从业医师,医学院校学生及对消化系统疾病感兴趣的广大非医务工作者学习阅读。

图书在版编目(CIP)数据

功能性便秘的中西医结合诊疗 / 柯晓,王文荣主编. —北京:科学出版社,2022.11

(专病中西医结合诊疗丛书)

ISBN 978 - 7 - 03 - 072616 - 2

Ⅰ.①功… Ⅱ.①柯… ②王… Ⅲ.①便秘—中西医结合—诊疗 Ⅳ.①R574.62

中国版本图书馆 CIP 数据核字(2022)第 105485 号

责任编辑:陆纯燕/责任校对:谭宏宇
责任印制:黄晓鸣/封面设计:殷 靓

科学出版社 出版
北京东黄城根北街 16 号
邮政编码:100717
http://www.sciencep.com

南京文脉图文设计制作有限公司排版
上海锦佳印刷有限公司印刷
科学出版社发行 各地新华书店经销

*

2022 年 11 月第 一 版 开本:787×1092 1/16
2022 年 11 月第一次印刷 印张:9
字数:210 000

定价:80.00 元
(如有印装质量问题,我社负责调换)

前言

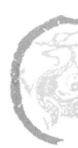

功能性便秘是临床中的一种常见病、多发病,也是难治病。我国成人的患病率为4.0%~10.0%。功能性便秘患病率随年龄增长而升高,女性患病率高于男性。功能性便秘患者的生命质量受到严重影响,造成明显的经济和社会负担。近年来,随着现代科学技术的蓬勃发展,中西医对功能性便秘的研究日趋深入,在其病因、发病机制及临床治疗的研究上取得长足的进步。但是医学无止境,目前对功能性便秘的认识尚不完全,为进一步提高临床医师对功能性便秘的认识,提高临床诊治水平,更好地缓解广大患者的痛苦,故编撰此书。

功能性便秘属中医"便秘"范畴。便秘是一种症状,也是独立病名,古代医家对其有大便难、后不利、便溲难等称谓。中医学认为,其病因不外乎内外二因,或因气机不利,或缘胃热肠燥,或责寒邪内结,或由气虚血枯,或咎阳气亏虚,或归阴津亏耗,其病涉及八纲。其病机主要在于大肠传导功能失职,气机的升降出入失常,影响肠道的传输,导致糟粕内停,最终发为便秘。其病位虽在大肠,实则关乎五脏,诚如《素问·五脏别论》所言:"魄门亦为五脏使"。

根据功能性脾胃病罗马Ⅳ标准,目前认为功能性便秘的发病机制主要在于"脑-肠互动异常",包括肠道动力障碍、肠道分泌紊乱、肠道微生态失衡、盆底肌群功能障碍和肠神经系统功能紊乱等。临床主要表现为排便困难和(或)排便次数减少、粪便干硬。其中排便困难包括排便费力、排出困难、排便不尽感、肛门直肠堵塞感、排便费时和需辅助排便。排便次数减少指每周排便少于3次。

辅助检查主要有结肠传输试验、3D肛门直肠测压、排粪造影、盆底表面肌电图等。治疗方面,西医内科多以病因治疗为主,采用药物和非药物疗法,药物疗法有渗透性泻剂、促动力剂等,非药物疗法有生物反馈、骶神经刺激等治疗;外科多采用全结肠切除回直肠吻合术、结肠次全切除术等方法,但存在并发症及疗效差异较大等问题;此外,还有肉毒素注射等治疗,但仍缺乏高级别的证据支持。中医药在治疗功能性便秘方面积累了丰富的经验。近年来,大量临床报道表明,内服中药、针刺艾灸、推拿按摩、中药灌肠与熏洗、穴位贴敷与埋线等方法治疗功能性便秘均有较好的临床疗效。因此,采用中医、西医及中西医结合方法治疗功能性便秘,值得在临床上推广运用。

本书主要对功能性便秘的发病机制,相关中医理论,现行中医、西医及中西医结合诊疗功能性便秘的治疗方法、用药做出归纳和总结,力求达到科学性、启发性、先进性和适用性的统一。本书的编写本着"在总结中求创新"的原则,在规划、编写、审定等各个环节,多次组织专家进行认真讨论,不断完善,保证质量,敢于挑战,努力创新,既从西医系统总结,又突出中医特色与优势,同时注重临床诊疗思维的培养。在编写过程中,一是着重介绍功能性便秘的病因及发病机制,西医方面从大肠的解剖结构开始,到各种发病因素,再到症状、体征、辅助检查及治疗方法等进行详细的论述;中医方面则着重分析大肠的生理功能及其他脏腑功能与本病的相关性,并归纳总结功能性便秘的病因病机和辨证论治,使读者系统性地认识功能性便秘,便于读者理解和记忆。二是收集大量名老中医对本病的认识及经验,同时精选多位名老中医的临床验案,通过病案,纵向体现中医理法方药的应用特点。本书全面地总结国内外的最新研究成果,内容翔实,涉及面广,有理有据,简洁明了,可读性强,可使读者进一步了解和认识功能性便秘,提高理论知识水平。

　　本书在编写过程中力求内容全面、层次清晰,望其具有临床实用价值,为工作在一线的医护人员提供更好的指导和帮助。

　　由于时间仓促,专业水平有限,书中如有不妥及纰漏之处还望读者及同道不吝指正,提出宝贵意见,以便今后修订完善。

柯　晓

2021 年 12 月

功能性便秘的中西医结合诊疗

目录

前言

第一章　大肠的解剖结构和生理 ·· 1
    第一节　解剖结构 ·· 1
    第二节　生理功能 ·· 5
第二章　排便的生理过程 ·· 7
第三章　功能性便秘的发病机制 ·· 8
    第一节　慢传输型便秘 ·· 8
    第二节　功能性排便障碍 ··· 11
    第三节　正常传输型便秘 ··· 11
第四章　功能性便秘的诊断、鉴别诊断 ····································· 14
    第一节　诊断标准 ··· 14
    第二节　鉴别诊断 ··· 15
第五章　功能性便秘的辅助检查 ··· 16
    第一节　直肠指诊 ··· 16
    第二节　结肠传输试验 ··· 16
    第三节　肛门直肠测压 ··· 16
    第四节　全结肠测压 ··· 17
    第五节　球囊逼出试验 ··· 17
    第六节　排粪造影 ··· 17
    第七节　盆底肌电图 ··· 17
    第八节　盆底超声 ··· 18
第六章　功能性便秘相关中医理论 ··· 20
    第一节　古代文献中对便秘的认识 ······································· 20

第二节　大肠的生理功能及特性 ………………………………………… 21
第三节　其他脏腑对大肠功能的影响 …………………………………… 23
第七章　功能性便秘的病因病机及辨证论治 …………………………… 28
第一节　病因病机 ………………………………………………………… 28
第二节　辨证分型 ………………………………………………………… 30
第三节　治则治法 ………………………………………………………… 33
第八章　功能性便秘常用的中药和中成药 ……………………………… 37
第一节　中药的应用 ……………………………………………………… 37
第二节　中成药的应用 …………………………………………………… 51
第九章　功能性便秘的中医外治疗法 …………………………………… 60
第一节　古代文献研究 …………………………………………………… 60
第二节　中医外治特色疗法 ……………………………………………… 61
第十章　功能性便秘的西医治疗 ………………………………………… 70
第一节　一般治疗 ………………………………………………………… 70
第二节　药物治疗 ………………………………………………………… 71
第三节　生物反馈治疗 …………………………………………………… 75
第四节　其他治疗 ………………………………………………………… 76
第五节　外科治疗 ………………………………………………………… 78
第十一章　疗效评价标准 ………………………………………………… 89
第十二章　功能性便秘的健康教育与随访 ……………………………… 91
第一节　健康教育的意义 ………………………………………………… 91
第二节　健康教育的途径 ………………………………………………… 91
第三节　健康教育的内容 ………………………………………………… 92
第十三章　特殊人群的功能性便秘 ……………………………………… 94
第一节　老年功能性便秘 ………………………………………………… 94
第二节　儿童功能性便秘 ………………………………………………… 96
第三节　妊娠期功能性便秘 ……………………………………………… 99
第十四章　当代名医诊治经验 …………………………………………… 104
第一节　李佃贵经验 ……………………………………………………… 104
第二节　李玉奇经验 ……………………………………………………… 106
第三节　李桂贤经验 ……………………………………………………… 107
第四节　朱良春经验 ……………………………………………………… 109
第五节　刘启泉经验 ……………………………………………………… 110
第六节　朱秉宜经验 ……………………………………………………… 112

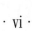

第七节　王生义经验 ………………………………………………… 114

第八节　张小萍经验 ………………………………………………… 115

第九节　田振国经验 ………………………………………………… 116

第十节　石志超经验 ………………………………………………… 117

第十一节　王琦经验 ………………………………………………… 118

第十二节　刘铁军经验 ……………………………………………… 118

第十三节　柯晓经验 ………………………………………………… 119

第十五章　当代名医验案分析 ……………………………………… 122

第一节　李佃贵医案 ………………………………………………… 122

第二节　李玉奇医案 ………………………………………………… 123

第三节　李桂贤医案 ………………………………………………… 124

第四节　刘启泉医案 ………………………………………………… 125

第五节　朱秉宜医案 ………………………………………………… 126

第六节　王生义医案 ………………………………………………… 126

第七节　石志超医案 ………………………………………………… 128

第八节　刘铁军医案 ………………………………………………… 129

第九节　张小萍医案 ………………………………………………… 129

第十节　朱良春医案 ………………………………………………… 130

第十一节　柯晓医案 ………………………………………………… 131

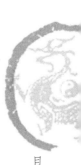

目

录

第一章　大肠的解剖结构和生理

第一节　解剖结构

大肠（large intestine）是消化管的下段,全长 1.5 m,全程围绕于空、回肠的周围,可分为盲肠、阑尾、结肠、直肠和肛管 5 部分。大肠的主要功能为吸收水分、维生素和无机盐,并将食物残渣形成粪便,排出体外。

除直肠肛管和阑尾外,结肠和盲肠具有三种特征性结构,即结肠带（colic bands）、结肠袋（haustra of colon）和肠脂垂（epiploicae appendices）。结肠带由肠壁的纵行肌增厚所形成,沿大肠的纵轴平行排列,分为独立带、网膜带和系膜带 3 条,均会聚于阑尾根部。结肠袋是肠壁由横沟隔开并向外膨出的囊状突起,这是由于结肠带短于肠管的长度使肠管皱缩所形成的。肠脂垂是沿结肠带两侧分布的许多小突起,由浆膜和其所包含的脂肪组织形成。在正常情况下,大肠管径较大,肠壁较薄,但在疾病情况下可有较大变化。

一、盲肠

盲肠（caecum）是大肠的起始部,长 6~8 cm,其下端为盲端,上续升结肠,左侧与回肠相连接。盲肠位于右髂窝内,其体表投影在腹股沟韧带外侧半的上方。但在胚胎发育过程中,有少数情况,由于肠管旋转异常,可出现异位盲肠,既可高达髂嵴以上,也可低至骨盆腔内,甚至出现于腹腔左侧。

一般情况下,盲肠属于腹膜内位器官,其各面均有腹膜被覆,因无系膜或仅有短小系膜,故其位置相对较固定。少数人在胚胎发育过程中,由于升结肠系膜不同程度保留,使升结肠、盲肠具有较大的活动范围,称移动性盲肠。这种情况可导致肠扭转的发生。另外,由于结肠系膜过长,在盲肠和升结肠后面,形成较深的盲肠后隐窝,小肠易突入,形成盲肠后疝。

回肠末端向盲肠的开口,称回盲口。此处肠壁内的环行肌增厚,并覆以黏膜而形成上、下两片半月形的皱襞称回盲瓣（ileocecal valve）,此瓣的作用为阻止小肠内容物过快地流入大肠,以便食物在小肠内充分消化吸收,并可防止盲肠内容物逆流回小肠。在回盲口下方约 2 cm 处,有阑尾的开口（图 1-1）。

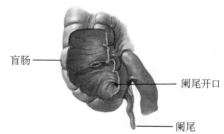

盲肠

阑尾开口

阑尾

图 1-1　直肠的解剖

二、阑尾

阑尾（vermiform appendix）是一长 220 cm、直径 0.5~1.0 cm 的盲管，内腔与盲肠相通，其末端游离。阑尾是盲肠末端在进化过程中退化形成的，形如蚯蚓，又称蚓突（图1-1）。阑尾被有腹膜，阑尾系膜连于末端回肠系膜下部。阑尾全长都附有阑尾系膜，其活动性较大。阑尾开口于回盲瓣后下方 2 cm 处，口有半月形阑尾瓣，防止粪汁或异物进入腔内。阑尾的组织结构和结肠其余部分相同，其上皮含大量杯状细胞及肠内分泌细胞，黏膜层和黏膜下层有发达的淋巴组织，是其结构上的特点，特别在中青年中十分发达。慢性炎症后，其正常结构被纤维组织替代。阑尾的阑尾根部在体表的投影位置，通常以脐和右髂前上棘连线的外、中 1/3 交界处作标志，临床上称麦克伯尼点（McBurney point），此点压痛是诊断急性阑尾炎的一个重要体征。

三、结肠

结肠（colon）是介于盲肠与直肠之间的一段大肠，整体呈 M 形，包绕于空、回肠周围。结肠分为升结肠（ascending colon）、横结肠（transverse colon）、降结肠（descending colon）和乙状结肠（sigmoid colon）4 部分。结肠的直径自起端 6 cm，逐渐递减为乙状结肠末端的 2.5 cm，这是结肠腔最狭窄的部位。

结肠形态特征：①有半球形隆起的结肠袋，袋间有深的切痕，从腔内看是结肠半月形皱襞向肠腔突出处。②表面有 3 条平行等距纵行的结肠带，由外层肌层构成，其中一条位于横结肠肠系膜附着处（结肠系膜带），另一条在大网膜（大网膜带）。③沿结肠带有许多蒂内含脂肪的脏腹膜突起，称肠脂垂，长 2~3 cm，它可以发生扭转、炎症和坏死病变。

（一）升结肠

升结肠长约 15 cm，在右髂窝处，起自盲肠上端，沿腰方肌和右肾前面上升至肝右叶下方，转折向左前下方移行于横结肠，转折处的弯曲称结肠右曲（right colic flexure），或称肝曲。升结肠属腹膜间位器官，无系膜，其后面借结缔组织贴附于腹后壁，故活动性甚小。

（二）横结肠

横结肠长约 50 cm，起自结肠右曲，先行向左前下方，后略转向左后上方，形成略向下垂的弓形弯曲，至左季肋区，在脾脏面下份处，折转成结肠左曲（left colic flexure），或称脾曲，向下续于降结肠。横结肠属腹膜内位器官，由横结肠系膜连于腹后壁，活动度较大，其中间部分可下垂至脐或低于脐平面。

（三）降结肠

降结肠长约 25 cm，起自结肠左曲，沿左肾外侧缘和腰方肌前面下降，至左髂嵴处续于乙状结肠。降结肠与升结肠一样属腹膜间位器官,无系膜,借结缔组织直接贴附于腹后壁,活动性很小。

(四)乙状结肠

乙状结肠(sigmoid colon)长约 40 cm,在左髂嵴处起自降结肠,沿左髂窝转入盆腔内,全长呈乙字形弯曲,至第 3 骶椎平面续于直肠。乙状结肠属腹膜内位器官,由乙状结肠系膜连于盆腔左后壁。由于乙状结肠系膜在肠管中段幅度较宽,所以乙状结肠中段活动范围较大,常成为乙状结肠扭转的因素之一。乙状结肠也是憩室和肿瘤等疾病的多发部位。

四、直肠

直肠(rectum)位于骶骨前方,在第 3 骶椎高度,上续乙状结肠,向下穿过盆膈续为肛管,全长约 12 cm。直肠从上向下,由腹膜间位逐渐移行为外位。在直肠上部,两侧及前方均有腹膜包裹;下行至第 4~5 骶椎高度,腹膜仅包被直肠的前面,在男性则移行于膀胱的后面,被盖精囊的上部,构成直肠膀胱陷凹;在女性则反折至阴道穹后部,形成直肠子宫陷凹。腹膜反折高度男女有差异,女性比男性低 1.5~2 cm。直肠子宫陷凹距肛门 5.5~6 cm;直肠膀胱陷凹距肛门 7.5~8 cm。

毗邻直肠后借疏松结缔组织与骶骨、尾骨和梨状肌相邻,其间有直肠上血管、骶丛和盆内脏神经及盆交感干等结构。直肠两侧借直肠侧韧带连于盆侧壁。韧带内有直肠下血管和盆内脏神经等结构;韧带后方有盆丛及髂内血管的分支。男性直肠前面隔着直肠膀胱陷凹与膀胱底上部精囊和输精管壶腹毗邻,凹中有回肠和大网膜等,凹底腹膜反折线以下则有膀胱底下部、精囊、输精管壶腹、前列腺和输尿管盆段,它们与直肠之间隔以直肠膀胱隔;女性直肠前面隔着直肠子宫陷凹,与子宫和阴道穹后部相邻,凹内有腹腔脏器,凹底腹膜反折线以下、直肠前面与阴道之间有直肠阴道隔分隔。

五、肛管

肛管(anal canal)上段的黏膜形成 6~10 条纵行的皱襞,称肛柱。各肛柱下端间有半月形黏膜皱襞相连,称肛瓣。两个相邻肛柱下端与肛瓣围成的袋状小陷窝,称肛窦(图 1-2)。窦内易积存粪屑,引起感染,甚至可发展为肛瘘等。各肛瓣和肛柱的下端共同连成一锯齿状的环形线,称齿状坊(肛皮线),是皮肤和黏膜的分界线。齿状线以下有一宽约 1 cm 的环状带,表面光滑而略有光泽,称肛梳(痔环)(图 1-2)。在齿状线以上的黏膜和肛梳的皮下有丰富的静脉丛,病理情况下静脉丛淤血曲张则形成痔,在齿状线以上者称内痔,以下者称外痔。肛梳下缘有一

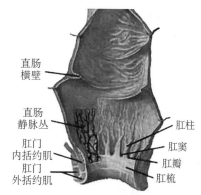

图 1-2 肛管的解剖

直肠横壁

直肠静脉丛

肛门内括约肌
肛门外括约肌

肛柱
肛窦
肛瓣
肛梳

环状线,称白线,此线恰为肛门内、外括约肌的交界处,活体指诊时可触知一环状沟,即上述两肌的分界沟。白线以下的皮肤颜色较深,下方不远即终于肛门(图1-2)。但此处的环形肛管的平滑肌层和其他部分的肠壁一样,都是由内环、外纵两层肌构成。但此处的环形肌层特别厚,形成肛门内括约肌,此肌可协助排便;环绕在肛门内括约肌周围的骨骼肌则构成肛门外括约肌,有较强的控制排便功能。

六、血液供应、淋巴引流和神经支配

(一)动脉

大肠动脉主要源于肠系膜上下动脉的分支,两者以结肠左曲为分界。①肠系膜上动脉,右结肠动脉、中结肠动脉→升结肠、结肠右曲和横结肠。②肠系膜下动脉→左结肠动脉、乙状结肠动脉、上直肠动脉→降结肠、乙状结肠和直肠上部。此外,直肠中部由髂动脉的分支中直肠动脉供应,直肠下部由髂内动脉分支下直肠动脉(痔中动脉)、阴部内动脉分出的肛门动脉和腹主动脉分出的骶中动脉供应。

(二)静脉

静脉与同名动脉伴行,盲肠至直肠上部的肠管血液经肠系膜上、下静脉汇入门静脉。直肠中下部血液经髂内静脉汇入下腔静脉。直肠肛管壁内外的静脉有较粗大静脉支互相吻合,形成发达的静脉丛,此处是门静脉系和下腔静脉系吻合交通部,当门静脉高压时常发生痔静脉怒张。

(三)淋巴回流

结肠淋巴管液依次注入下述淋巴结:结肠上淋巴结(肠脂肪垂内)→结肠旁淋巴结(结肠系膜缘)→中间组淋巴结(肠系膜内,沿结肠动脉)→中央组淋巴结(肠系膜动脉根部),最后归入胸导管。直肠淋巴液大部分归入髂内淋巴结,在齿状线以下部分归入腹股沟淋巴结,故肛管癌常转移至腹股沟淋巴结,有别于直肠癌。结肠黏膜层中无淋巴管,淋巴管只从结肠黏膜下层始,故结肠癌浸润全黏膜下层后才会发生淋巴结转移。

(四)神经支配

大肠的平滑肌运动和腺体分泌由自主神经支配,左半结肠交感神经和副交感神经来自腹腔神经丛和肠系膜上神经丛,右半结肠交感神经来自肠系膜下神经丛和腹下丛,副交感神经来自第2、3骶神经的盆内脏神经。副交感神经有兴奋直肠肌,抑制肛门括约肌的作用。直肠的内脏感觉纤维末梢广泛分布于直肠黏膜,形成大量内脏感受器,感受压力、张力和各种化学刺激,对痛觉不敏感。肛管和肛门外括约肌由来自第3、4骶神经的肛门神经支配,感觉神经末梢丰富,受刺激后可引起括约肌收缩、痉挛而出现剧痛。因膀胱的神经也来自骶神经,故直肠或膀胱有病时可相互影响,如肛门疾病可发生反射性尿闭,而膀胱炎症可引起里急后重等症状。

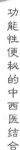

第二节 生 理 功 能

大肠的主要功能是进一步吸收粪便中的水分、电解质和其他物质(如氨、胆汁酸等),形成、储存和排泄粪便。同时大肠还有一定的分泌功能,如杯状细胞分泌黏液中的黏液蛋白,能保护黏膜和润滑粪便,使粪便易于下行,保护肠壁防止机械损伤,免遭细菌侵蚀。

(一) 水、电解质的运转和吸收

大肠主要调节粪便的容量和电解质成分。人结肠吸收 Na^+ 和 Cl^- 而分泌 K^+ 和碳酸氢盐。Na^+ 的运转是小肠的特点之一,在霍乱和感染性腹泻时可以饮用葡萄糖电解质溶液,但结肠上皮却不存在这一性能。醛固酮能显著增加结肠的离子运转,盐皮质激素只能轻度增加小肠对 Na^+ 的吸收,而糖皮质激素不但能刺激小肠与大肠中 Na^+ 的运转,且增强生电 Na^+ 的吸收,结肠还显著保留吸收 Na^+ 的能力,即结肠中很高的 Na^+ 浓度梯度时吸收 Na^+,也就是说当结肠腔内 Na^+ 浓度减低至 $30 \sim 50$ mmol/L 时,结肠停止吸收 Na^+,而空肠腔内 Na^+ 浓度 > 130 mmol/L 时才吸收 Na^+。

对水的吸收,健康人回盲部的流率为 $2\,000$ mL/24 h 时,结肠 24 小时内可吸收 $5\,000 \sim 6\,000$ mL 水。影响结肠吸收水分的因素有肠腔内液体容量、成分和流率。结肠腔内有二羟胆汁酸时,可减少结肠对水的吸收。醛固酮和糖皮质激素增加生电和电中性的 Na^+ 吸收;肾上腺素和生长抑素增加电中性的 NaCl 吸收。当回盲部流率超过结肠吸收电解质的能力时,粪水排出量增加,但当小肠吸收和回盲部流率正常时,结肠吸收仅稍增加,而粪便内水排出显著增加。人结肠的离体研究,Na^+ 和水主要在升、横结肠吸收,而直肠吸收较少,降结肠黏膜细胞顶部虽有 Na^+ 通道,但被一种保钾利尿剂阿米洛利阻断,说明不同结肠肠段对水和 Na^+ 的吸收有差别。Na^+ 为转运而 Cl^- 却是通过被动弥散。Na^+ 和 Cl^- 的吸收与其在肠腔内的浓度有关,腔内 Na^+ 浓度低至 25 mmol/L 时也有 Na^+ 吸收,高于 25 mmol/L 时 Na^+ 吸收显著增加。Cl^- 的吸收也有赖于肠腔内 Cl^- 和 HCO_3^- 的浓度,同样的腔内浓度,Cl^- 的吸收大于 Na^+ 的吸收。正常情况下 Na^+ 和 Cl^- 均为主动转运而部分 Cl^- 依靠被动弥散。Na^+ 在黏膜细胞顶膜进入细胞,当黏膜 Na^+ 浓度增高时,顶膜对 Na^+ 的通透性减低,反之则增高,以这样的方式来维持细胞内 Na^+ 浓度的稳定。底侧膜 Na^+ 的挤出通过钠泵使细胞内浓度减低,转而又为 Na^+ 进入细胞提供驱动力。Na^+ 的吸收在表面上皮细胞而电中性的 Na^+–Cl^- 吸收则位于隐窝细胞。糖皮质激素通过其受体刺激 Na^+–Cl^- 的吸收。HCO_3^- 属于主动分泌,肠腔内 Cl^- 减低时则 HCO_3^- 分泌减少,故 HCO_3^- 的分泌依赖 Cl^-–HCO_3^- 交换。

钾的平衡依靠钾的分泌和吸收,特别是有肾功能障碍时,这时结肠对之也有作用。K^+ 的主动分泌是在近端结肠,而在远端结肠则兼有主动吸收和主动分泌,这表明结肠在维持 K^+ 的平衡中有重要调节潜能。K^+ 的摄取是在底侧膜,由钠泵介导,醛固酮能刺激 K^+ 分泌,可增进 K^+ 的主动吸收。

短链脂酸也会刺激结肠对水和电解质的吸收,它的吸收是结肠重要功能之一,可保留小肠未完全吸收的碳水化合物,乳糖主要是在近端结肠吸收。研究发现,结肠的电解质转运

不但依赖结肠上皮细胞的内在性能,也在于交感、副交感、肠神经系统固有层中的肥大细胞等免疫细胞的相互作用。

(二)碳水化合物和短链脂肪酸的吸收和利用

小肠未完全吸收的碳水化合物进入结肠后,经细菌发酵成为短链脂肪酸,无论健康,还是患病时都可作为结肠细胞的能源。胆盐在结肠内的去结合和去极化,可使健康人每日的胆盐从粪便丢失和肝内合成达到平衡。

(三)储存、排出粪便

结直肠是粪便形成、储存及排出的器官。

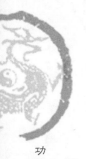

功能性便秘的中西医结合诊疗

第二章　排便的生理过程

食物经消化吸收后,食物残渣在大肠内停留时间可达 10 h 以上,正常情况下回肠每日将 1 000~2 000 mL 的内容物排入结肠,其中 90% 是水分,80% 的水分被大肠黏膜吸收,同时经过大肠内细菌的发酵与腐败作用,最后形成粪便,平均每日粪便量为 35~225 g。粪便里除食物残渣外,还包括脱落的肠上皮、粪胆色素、大量的细菌和一些盐类。结肠各部位的吸收能力不同,右半结肠的功能主要是吸收水分,而左半结肠主要功能是贮存粪便,主要因为右半结肠和左半结肠的胚胎起源不同(右半结肠起源于胚胎的中肠,左半结肠起源于后肠)。

排便是一种反射性运动,包括产生便意和排便动作两个过程。大肠在通常情况下呈空虚状态,睡醒及餐后,结肠的动作电位活动增强,结肠贮存的粪便推入直肠后,刺激直肠壁内的感受器,冲动沿盆神经和腹下神经中的传入纤维传至脊髓腰骶部的初级排便中枢;同时传入冲动还上传至大脑皮层,引起便意。如条件许可,冲动通过盆神经的传出纤维(副交感纤维)传出,引起降结肠、乙状结肠和直肠收缩,肛门内括约肌舒张。与此同时,阴部神经的传出冲动减少,肛门外括约肌舒张,粪便则排出体外。此外,支配腹肌和膈肌的神经兴奋,腹肌和膈肌收缩,腹内压增加,促进排便(图 2-1)。

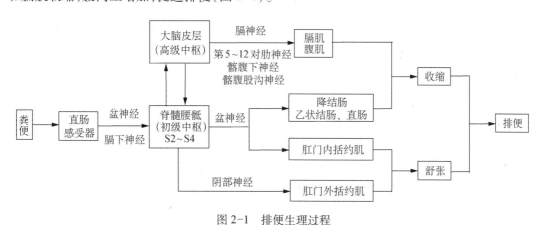

图 2-1　排便生理过程

第三章　功能性便秘的发病机制

参考功能性脾胃病罗马Ⅳ标准,功能性便秘(functional constipation,FC)根据病理生理机制分为三类:慢传输型便秘(slow transit constipation,STC)、功能性排便障碍(functional defecation disorders,FDD)、敏顺异常型便秘(rectal sensitivity and compliance abnormalities constipation,既往称正常传输型便秘)。混合型便秘,即同时存在慢传输型便秘与功能性排便障碍两种类型。

目前研究表明功能性便秘为多种病理生理机制共同作用导致的,包括肠道动力障碍、肠道分泌紊乱、内脏敏感性改变、盆底肌群功能障碍和肠神经系统功能紊乱等。

第一节　慢传输型便秘

慢传输型便秘是指由于结肠传输功能障碍,肠内容物传输缓慢,水分吸收增加所致,主要表现为排便次数减少,粪质干硬,排便费力,与肠动力障碍、肠道分泌功能异常、肠道菌群失衡、精神心理因素有关。

(一)肠动力障碍

病理学检查结肠黏膜下和肌间神经结、神经丛数目减少、变性、坏死。电生理学改变特点为结肠传输时间延长,进食后结肠高振幅推进性收缩减少,结肠的非推进性或逆向推进性收缩活动增加,阻碍肠道粪团的运输[1]。部分患者直肠、乙状结肠的非推进性或逆向推进性收缩活动增加,阻碍肠道粪团的运输。部分患者还存在食道、胃等上消化道动力异常[2]。目前认为慢传输型便秘的肠动力障碍与某些神经肌肉病变有关。

(1)神经病变:神经病变包括肠神经系统(enteric nervous system,ENS)分为黏膜下神经丛及肌间神经丛,可相对独立于中枢神经系统来调控肠道运动、分泌等多种生理功能。①神经节及神经元细胞、神经胶质细胞异常。近年来研究显示,慢传输型便秘患者肠神经元、神经节细胞、神经胶质细胞存在一定程度的异常。Cheng 等[3]发现,光学显微镜下可见慢传输型便秘患者结肠内肌间神经丛纤维在固有肌层间出现空泡变性,电镜下盆腔副交感神经有髓纤维有明显空泡变性。Boschetti E 等[4]发现严重肠运动障碍患者的肠道推进功能明显受损,其肠神经节间距离显著增加,同时肠神经和黏膜下神经元数量减少。另有研究观察到慢传输型便秘患者结肠及末端回肠肌间神经丛及黏膜下神经丛的肠道神经胶质细胞(enteric glial cells,EGC)数量明显减少。肠道神经胶质细胞减少一方面导致 ATP 释放减少,影响卡哈尔间质细胞(interstitial cells of Cajal,ICC)对平滑肌慢波的调控[5];另一方面导致神经胶质细胞合成的胶质细胞源性神经营养因子(glialcellline-derivedneurotrophicfactor,GDNF)减少。②神经递质异常:肠神经系统神经递质的变化,可导致肠神经系统传导异常,可影响结肠的运动。现已确认的肠神经递质有10余种,其中以P物质(SP)、乙酰胆碱(Ach)等为主的兴奋性递质和以一氧化氮(NO)、血管活性肠肽(vasoactive intestinal peptide,VIP)等为主的抑制性递质。此外,还有特殊递质如5-羟色胺(5-HT),其中5-HT1P受体、5-HT2B受体、5-HT3受体、5-HT4受体作用为促进肠道平滑肌收缩;5-HT1A受体、5-HT7受体作用为抑制肠道平滑肌收缩[6,7]。这些肠道神经递质在正常的肠道活动中是处于一种动态平衡状态,而一种或多种递质的表达异常即会使这一平衡状态被改变,出现肠道神经调节异常、肠道动力学紊乱,进而导致慢传输型便秘的发生。

(2)ICC的异常有关:ICC主要分布于肌间神经丛和黏膜下神经丛,主要为胃肠道起搏细胞,而肌内ICC则多起到神经递质的中介作用。研究表明结肠ICC减少及分布、结构、功能异常与慢传输型便秘发病密切相关。对慢传输型便秘患者的ICC研究发现,ICC不仅有数量上减少,同时也有形态学异常,表现为标志不规则及树突的数量减少。在慢传输型便秘患者中,乙状结肠[8]或全段结肠[9,10]ICC数目减少。Zhu等[11]指出,与正常人相比,慢传输型便秘患者结肠ICC密度显著降低,从而导致电慢波活动缺失,影响结肠收缩反应,进而导致传输延迟。

(3)平滑肌功能障碍:平滑肌是引发胃肠道活动的最终效应器,其结构异常和运动失调会直接影响到结肠的收缩。研究发现慢传输型便秘患者结肠平滑肌内有双染性包涵体增多。包涵体是平滑肌细胞退化凋亡的一种病理表现[12],大量包涵体的出现会直接影响平滑肌的收缩性,使结肠平滑肌收缩力降低,进而导致结肠传输运动减慢从而减缓胃肠道的传输速度。一项14例慢传输型便秘患者远端结肠切除术后病理提示结肠黏膜下肌层、纵肌层内α肌动蛋白量明显减少,而环肌层内α肌动蛋白变化不明显[13]。

(二)分泌功能异常

(1)慢传输型便秘与结肠黏膜氯离子通道功能障碍有关:Cl^-通道(chloride channels,CIC)是细胞膜上的控制机体水和Cl^-分泌的重要蛋白质孔道,与跨上皮细胞膜的Cl^-和液体转运有关[14]。Cl^-通道根据调节因素的不同可分为配体调节的氯通道、囊性纤维化跨膜传导调节的氯通道(cystic fibrosis transmembrane conductance regulator,CFTR)、容量感受性氯通道和电压门控氯通道[15]。其中,对CFTR在结肠中的作用研究较多。CFTR为Cl^-跨上皮运动提供了选择性通道,对于跨上皮的盐类转运、液体运输和离子浓度的调节等均具有重要作用[16]。Cant等[17]研究发现CFTR除运输Cl^-和HCO_3^-,还可以抑制Na^+通道,激活Cl^-/HCO_3^-交换等,通过促进水盐转运而控制上皮细胞分泌物的量与成分。CFTR功能异常会使Cl^-、Na^+和水的出入受到影响,导致肠液黏稠、水及电解质过度吸收等。囊性纤维化(cystic fibrosis,CF)患者常表现出严重便秘,主要是因编码CFTR蛋白的基因发生突变,使CFTR功能异常而出现肠道上皮分泌异常黏稠的黏液所致[18]。

(2)慢传输型便秘与水通道蛋白表达的异常有关:水通道蛋白(aquaporins,AQP)是广泛存在于细胞膜上的一种特异性孔道,是水进出细胞的主要途径。研究认为AQP参与大肠的水分吸收及黏液分泌,迄今已发现人类表达的 AQP 有 13 种。AQP1、AQP3、AQP8 主要存在于结肠上皮细胞,以水分吸收功能为主;AQP4 主要位于结肠吸收细胞,杯状细胞不表达,有助于结肠水分吸收,对结肠的分泌不起作用;AQP9 主要存在于结肠中的杯状细胞,参与某种特定黏液的合成和(或)分泌。有研究[19~22]发现 AQP1、AQP3、AQP4、AQP8 可促进结肠对水的重吸收,在慢传输型便秘患者、慢传输型便秘模型小鼠结肠中高表达;AQP9 参与结肠黏液的合成和(或)分泌,在便秘小鼠结肠黏膜中低表达,其共同参与了便秘的发生。

(3)慢传输型便秘与胆汁酸代谢异常相关:胆汁酸具有调节胃肠运动、水和电解质吸收、肠上皮的生长及上皮基因的表达等生理功能。有研究认为,胆汁酸主要通过调节结肠动力和分泌功能而影响结肠传输功能[23]。胆汁酸的膜受体 G 蛋白耦联胆汁酸受体(G protein-coupled bile acid receptor 5,TGR5)[24, 25],在维持胆汁酸含量平衡及生成中起到作用[26]。TGR5 与胆汁酸结合能激活细胞内腺苷酸环化酶(cAMP)从而影响肠道胆碱能神经元和氮能神经元、平滑肌等增加肠蠕动[27]。有研究进一步证明胆汁酸激活 TGR5 后作用于神经递质 5-羟色胺(5-HT)可以调节肠道蠕动功能[28],Alemi[29]等认为胆汁酸可直接调节结肠运动,其与 TGR5 结合后可产生 5-HT 和降钙素基因相关肽(CGRP)从而促进结肠蠕动,野生小鼠在排便次数和结肠运动方面显著高于敲除 TRG5 基因小鼠。胆汁酸的膜受体法尼醇核受体 R(farnesoid X receptor,FXR)刺激小肠中的成纤维细胞生长因子 15(FGF15)表达,通过肝内 FGF 受体 4(FGFR4)和孤儿核受体 SHP 的机制抑制肝脏中胆固醇 7α 羟化酶,从而抑制胆汁酸的生成[30]。国内外学者[31,32]研究发现功能性便秘患者肠道中胆汁酸含量减少可引起结肠蠕动和分泌功能下降。

(三)慢传输型便秘与肠道菌群

慢传输型便秘与肠道菌群失调相关,可能与结肠黏膜菌关系更为密切,主要影响肠神经系统、代谢产物及黏蛋白。肠道菌群与肠神经系统关系密切,研究表明无菌小鼠的肠神经元数量减少、肠胶质细胞发育异常及固有初级传入神经兴奋性减弱等[33],表现出胃排空和肠传输的时间延长、肠动力障碍,给予正常菌群即可恢复无菌小鼠的肠胶质细胞网络密度和肠道动力[34]。肠道菌群通过代谢产物调控肠道动力。肠道菌群可通过发酵肠腔内的底物产生一系列代谢产物,包括短链脂肪酸、甲烷等,体外实验研究表明乙酸盐可以显著增加色氨酸羟化酶 mRNA 的表达,而低剂量丁酸盐促动力,高剂量则反之[35]。丁酸为主的短链脂肪酸可能通过影响 5-HT 的释放、改变结肠的水钠吸收能力及直接影响肠道平滑肌收缩等机制影响肠道运动[36]。此外,甲烷可影响肠道的平滑肌收缩,使得传输减慢,并与腹痛、腹胀密切相关。国外一项对女性进行的关于慢性便秘的研究发现粪便菌群的构成与结肠传输速度、甲烷产量有关,结肠黏膜菌群与便秘症状关系更密切,而与结肠传输速度无关[37]。菌群结构改变会引起机体代谢和功能障碍。研究发现黏蛋白基因可以促进黏蛋白分泌。黏蛋白作为润滑剂可协助粪团通过,而黏蛋白减少和(或)黏液层厚度降低可见于便秘患者或模型动物[38]。乳杆菌能上调黏蛋白 2 基因,促进黏蛋白分泌。有研究表明功能性便秘患者肠道中双歧杆菌属和乳杆菌属减少[39],将慢传输型便秘患者的粪便菌群植入伪无菌小鼠模型可诱导后者产生慢传输型便秘症状,且黏蛋白 2 基因表达显著下降,提示菌群失调导致肠黏液代谢异常可能是慢传输型便秘病理生理机制之一[40]。

（四）慢传输型便秘与精神心理

精神心理因素与慢传输型便秘互为因果,精神心理因素既是便秘的病因,又是长期便秘所导致的结果。目前精神心理因素产生慢传输型便秘的具体机制尚不十分明确,有学者认为可能通过大脑皮质-边缘系统-蓝斑核-迷走背核-自主神经系统-肠神经系统使交感迷走神经功能失常,继而导致胃肠动力的紊乱,最终诱发慢传输型便秘[41]。Li 等[42]研究发现,功能性便秘患者与正常人相比存在更多的精神心理问题,且其躯体化、强迫症、抑郁、焦虑及精神病性评分较正常人差异均有统计学意义,其中以焦虑和抑郁最为突出,进一步证实了焦虑和抑郁状态与功能性便秘有密切关系。

第二节　功能性排便障碍

功能性排便障碍主要是由于排便时直肠、肛门内外括约肌、耻骨直肠肌等盆底肌肉不能有效地协调运动所致[43]。

功能性排便障碍所致便秘患者的心理抑郁和健康状况较慢传输型便秘患者相比更严重,与便秘症状密切相关。精神紧张可使肛管压力升高,内括约肌反射活动增强;长期情绪不稳定或精神压力过大可导致肛门内括约肌失弛缓,从而发生盆底失弛缓。1988 年 Christmas 等曾注意到,精神紧张类型的人可出现耻骨直肠肌和外括约肌的反常收缩,提出盆底肌可能与锥体外系有联系[44]。另外,精神紧张可使盆底肌反射活动增强,长期受到精神压力的困扰,可导致盆底肌内平滑肌成分 β1-肾上腺素能受体分子的改变和肌纤维对 β2-催动肌素的敏感性增加,导致盆底肌张力增强,在某些因素刺激下可出现反常收缩。Rao[45]在比较 76 例盆底失弛缓便秘和 38 例慢传输型便秘的 SCL-90 和 36-SF 问卷后认为,盆底失弛缓所致便秘患者的心理抑郁和健康状况较慢传输型便秘患者相比更严重,两组患者的心理健康状况和便秘症状强烈相关。

第三节　正常传输型便秘

发病机制与直肠敏感性和(或)顺应性异常有关。直肠低敏感性、直肠高顺应性、直肠容量增加、直肠运动功能障碍(阶段性收缩力和张力)和直肠肛门反射活动改变都在便秘患者中发现[46]。正常传输型便秘患者结肠传输功能检测正常,结肠的神经内分泌功能和肌肉功能都完好无损,但存在便秘症状,其病理生理机制目前尚未明确。正常传输型便秘患者的粪便以正常速率通过结肠,患者通常自我感觉便秘,有排便困难或延迟排便、粪便硬、腹胀或其他腹部不适,同时存在精神心理困扰。研究显示正常传输型便秘与 IBS-C 明显相关,大多数正常传输型便秘被进一步诊断为 IBS-C[47,48]。

[1] DINNING P G, ZARATE N, HUNT L M, et al. Pancolonic spatiotemporal mapping reveals regional deficiencies in, and disorganization of colonic propagating pressure waves in severe constipation[J]. Neurogastroenterol Motil, 2010, 22(12): e340-e349.

[2] SHAHID S, RAMZAN Z, MAURER A H, et al. Chronic idiopathic constipation: more than a simple colonic transit disorder [J]. J Clin Gastroenterol, 2012, 46(2):150-154.

[3] CHENG Z, ZHAO K, BI D. Simultaneous degeneration of myenteric plexuses and pelvic parasympathetic colonic nerve in slow transit constipation: A case report[J]. Medicine (Baltimore), 2017, 96(11):e6390.

[4] BOSCHETTI E, MALAGELADA C, ACCARINO A, et al. Enteric neuron density correlates with clinical features of severe gut dysmotility[J]. Am J Physiol Gastrointest Liver Physiol, 2019, 317(6):G793-G801.

[5] BASSOTTI G, VILLANACCI V. Can "functional" constipation be considered as a form of enteric neuro-gliopathy? [J]. Glia, 2011, 59(3):345-350.

[6] BASSOTTI G, VILLANACCI V, CRETOIU D, et al. Cellular and molecular basis of chronic constipation: taking the functional/idiopathic label out[J]. World J Gastroenterol, 2013, 19(26):4099-4105.

[7] 王博,米东飞,赵发,等.五羟色胺与慢传输型便秘关系研究进展[J].现代中西医结合杂志,2016,25(35): 3984-3987.

[8] HE C L, BURGART L, WANG L, et al. Decreased interstitial cell of cajal volume in patients with slow-transit constipation [J]. Gastroenterology, 2000, 118(1):14-21.

[9] LYFORD G L, HE C L, SOFFER E, et al. Pan-colonic decrease in interstitial cells of Cajal in patients with slow transit constipation[J]. Gut, 2002, 51(4):496-501.

[10] WEDEL T, SPIEGLER J, SOELLNER S, et al. Enteric nerves and interstitial cells of Cajal are altered in patients with slow-transit constipation and megacolon[J]. Gastroenterology, 2002, 123(5):1459-1467.

[11] ZHU F, XU S, ZHANG Y, et al. Total glucosides of paeony promote intestinal motility in slow transit constipation rats through amelioration of interstitial cells of Cajal[J]. PLoS One, 2016, 11(8):e0160398.

[12] KNOWLES C H, NICKOLS C D, SCOTT S M, et al. Smooth muscle inclusion bodies in slow transit constipation[J]. J Pathol, 2001, 193(3):390-397.

[13] 王亚旭,时德,刘宝华.慢传输性便秘结肠平滑肌肌动蛋白改变[J].大肠肛门病外科杂志,2001(4):13-14.

[14] ZHAO Q, CHEN Y Y, XU D Q, et al. Action mode of gut motility, fluid and electrolyte transport in chronic constipation [J]. Front Pharmacol, 2021, 12:630249.

[15] JENTSCH T J. Discovery of CLC transport proteins: cloning, structure, function and pathophysiology[J]. J Physiol, 2015, 593(18):4091-4109.

[16] SHEPPARD D N, WELSH M J. Structure and function of the CFTR chloride channel[J]. Physiol Rev, 1999, 79(Suppl 1):S23-S45.

[17] DE JONGE H R, ARDELEAN M C, BIJVELDS M J C, et al. Strategies for cystic fibrosis transmembrane conductance regulator inhibition: from molecular mechanisms to treatment for secretory diarrhoeas[J]. FEBS Lett, 2020, 594(23): 4085-4108.

[18] 董校汝,王贺,王哲,等.基因突变导致的囊性纤维化及其疾病的研究进展[J].吉林医药学院学报,2018,39(3): 226-230.

[19] 杨颖,余清华,王宇,等.济川煎对慢传输型便秘大鼠的水通道蛋白影响[J].中药药理与临床,2019,35(6):15-19.

[20] 赵兵,孔鹏飞,吴至久,等.AQP1在慢传输型便秘发病过程中的作用机制探讨[J].川北医学院学报,2014,29(6): 527-530.

[21] 王笑军,袁维堂,宋军民,等.水通道蛋白4在慢传输型便秘患者结肠黏膜的表达和意义[J].中华胃肠外科杂志, 2010(6):445-447.

[22] 邱偲偲,马师洋,程妍,等.功能性便秘和肠易激综合征便秘型患者结肠黏膜水通道蛋白8的表达与意义[J].中华消化杂志,2016,36(8):538-542.

[23] CAMILLERI M. Advances in understanding of bile acid diarrhea[J]. Expert Rev Gastroenterol Hepatol, 2014,8(1):49-61.

[24] MARUYAMA T, MIYAMOTO Y, NAKAMURA T, et al. Identification of membrane-type receptor for bile acids (M-

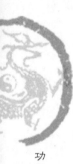
功能性便秘的中西医结合诊疗

BAR)[J]. Biochem Biophys Res Commun, 2002, 298(5):714-719.

[25] KAWAMATA Y, FUJII R, HOSOYA M, et al. A G protein-coupled receptor responsive to bile acids[J]. J Biol Chem, 2003, 278(11):9435-9440.

[26] KEITEL V, ULLMER C, HÄUSSINGER D. The membrane-bound bile acid receptor TGR5 (Gpbar-1) is localized in the primary cilium of cholangiocytes[J]. Biol Chem, 2010, 391(7):785-789.

[27] CAMILLERI M, GORES G J. Therapeutic targeting of bile acids[J]. Am J Physiol Gastrointest Liver Physiol, 2015, 309(4):G209-G215.

[28] MITSUI R, ONO S, KARAKI S, et al. Neural and non-neural mediation of propionate-induced contractile responses in the rat distal colon[J]. Neurogastroenterol Motil, 2005, 17(4):585-594.

[29] ALEMI F, POOLE D P, CHIU J, et al. The receptor TGR5 mediates the prokinetic actions of intestinal bile acids and is required for normal defecation in mice[J]. Gastroenterology, 2013, 144(1):145-154.

[30] INAGAKI T, CHOI M, MOSCHETTA A, et al. Fibroblast growth factor 15 functions as an enterohepatic signal to regulate bile acid homeostasis[J]. Cell Metab, 2005, 2(4):217-225.

[31] WONG B S, CAMILLERI M, CARLSON P, et al. Increased bile acid biosynthesis is associated with irritable bowel syndrome with diarrhea[J]. Clinical Gastroenterology & Hepatology, 2012, 10(9):1009-1015. e3.

[32] 王翰瑜,陈胜良.肠道顶端钠离子/胆汁酸转运体及其相关疾病研究进展[J].胃肠病学,2015,20(4):244-247.

[33] KABOURIDIS P S, LASRADO R, MCCALLUM S, et al. Microbiota controls the homeostasis of glial cells in the gut lamina propria[J]. Neuron, 2015, 85(2):289-295.

[34] DE VADDER F, GRASSET E, MANNERÅS HOLM L, et al. Gut microbiota regulates maturation of the adult enteric nervous system via enteric serotonin networks[J]. Proc Natl Acad Sci USA, 2018, 115(25):6458-6463.

[35] REIGSTAD C S, SALMONSON C E, RAINEY J F 3R, et al. Gut microbes promote colonic serotonin production through an effect of short-chain fatty acids on enterochromaffin cells[J]. FASEB J, 2015, 29(4):1395-1403.

[36] 占煜,刘杨,蒋建荣,等.功能性便秘——肠道菌群相关动力紊乱的研究进展[J].中国中西医结合消化杂志,2019, 27(7):557-562.

[37] GOPANANDAN, PARTHASARATHY, JUN, et al. Relationship between microbiota of the colonic mucosa vs feces and symptoms, colonic transit, and methane production in female patients with chronic constipation[J]. Gastroenterology, 2016, 150(2):367-379. e1.

[38] DIMIDI E, CHRISTODOULIDES S, SCOTT S M, et al. Mechanisms of action of probiotics and the gastrointestinal microbiota on gut motility and constipation[J]. Adv Nutr, 2017, 8(3):484-494.

[39] KHALIF I L, QUIGLEY E M, KONOVITCH E A, et al. Alterations in the colonic flora and intestinal permeability and evidence of immune activation in chronic constipation[J]. Dig Liver Dis, 2005, 37(11):838-849.

[40] CAO H, LIU X, AN Y, et al. Dysbiosis contributes to chronic constipation development via regulation of serotonin transporter in the intestine[J]. Sci Rep, 2017, 7(1):10322.

[41] BALLOU S, KATON J, SINGH P, et al. Chronic diarrhea and constipation are more common in depressed individuals[J]. Clin Gastroenterol Hepatol, 2019, 17(13):2696-2703.

[42] LI X, FENG R, WU H, et al. Psychological characteristics and GoNogo research of patients with functional constipation[J]. Medicine (Baltimore), 2016, 95(52):e5685.

[43] BHARUCHA A E, PEMBERTON J H, LOCKE G R 3R. American gastroenterological association technical review on constipation[J]. Gastroenterology, 2013, 144(1):218-238.

[44] 东铭.盆源型出口梗阻性便秘的神经病因学[J].结直肠肛门外科,2007,13(6):341.

[45] RAO S S, SEATON K, MILLER M J, et al. Psychological profiles and quality of life differ between patients with dyssynergia and those with slow transit constipation[J]. J Psychosom Res, 2007, 63(4):441-449.

[46] SCOTT S M, VAN DEN BERG M M, BENNINGA M A. Rectal sensorimotor dysfunction in constipation[J]. Best Pract Res Clin Gastroenterol, 2011, 25(1):103-118.

[47] SHEKHAR C, MONAGHAN P J, MORRIS J, et al. Rome III functional constipation and irritable bowel syndrome with constipation are similar disorders within a spectrum of sensitization, regulated by serotonin[J]. Gastroenterology, 2013, 145(4):749-e14.

[48] WONG R K, PALSSON O S, TURNER M J, et al. Inability of the Rome III criteria to distinguish functional constipation from constipation-subtype irritable bowel syndrome[J]. Am J Gastroenterol, 2010, 105(10):2228-2234.

第四章 功能性便秘的诊断、鉴别诊断

第一节 诊 断 标 准

功能性便秘的诊断参照功能性脾胃病罗马Ⅳ标准,需要排除肠道及全身器质性因素、药物及其他原因导致的便秘并符合以下标准[1]。

(1)必须符合下列 2 个或 2 个以上的症状:①至少 25%的时间排便感到费力;②至少 25%的时间排便为块便或硬便(参照布里斯托大便量表 1~2 型);③至少 25%的时间排便有不尽感;④至少 25%的时间排便有肛门直肠梗阻或阻塞感;⑤至少 25%的时间排便需要手法辅助(如用手指协助排便、盆底支持);⑥每周自发性排便少于 3 次(有便意,且在不服用补救性泻剂或手法辅助情况下排便过程通畅,便后无不适感。)

(2)不使用泻药时很少出现稀便。

(3)不符合 IBS-C 的诊断标准。

诊断之前症状出现至少 6 个月,且近 3 个月症状符合以上诊断标准。

如患者符合阿片引起的便秘(opioid-inducedconstipation,OIC)的诊断标准,就不应该诊断为功能性便秘,但临床医生要注意功能性便秘和阿片引起的便秘,两者可重叠。

1. 慢传输型便秘诊断标准

(1)必须符合功能性便秘的诊断标准。

(2)满足慢传输型便秘的临床特征:粪便干结、排便次数减少(<3 次/周)、排便困难,结合结肠传输试验判断存在结肠传输时间延长。

(3)通过肛门直肠测压等相关检查排除功能性排便障碍、敏顺异常型便秘(正常传输型便秘)。

2. 功能性排便障碍诊断标准

(1)必须符合功能性便秘的诊断标准。

(2)在反复试图排便过程中,以下 3 项检查中有 2 项证实有特征性排出功能下降:①球囊逼出试验异常;②压力测定或肛周体表肌电图检查证实肛门直肠排便模式异常;③影像学检查显示直肠排空能力下降。

(3)功能性排便障碍临床分两型,即排便推进力不足和不协调性排便。

1)排便推进力不足:

Ⅱ型:直肠内压<45 mmHg[a],伴盆底肌[b]松弛不充分或肛门括约肌矛盾性收缩(肛门松弛

---

a 1 mmHg=0.133 kPa。
b 此处盆底肌特指肛门括约肌和(或)耻骨直肠肌。

功能性便秘的中西医结合诊疗

率<20%)

Ⅳ型:直肠内压<45 mmHg,盆底肌有足够松弛(肛门松弛率>20%)

2)不协调性排便:

Ⅰ型:直肠内压力≥45 mmHg,盆底肌矛盾性收缩(肛门松弛率<0%)

Ⅲ型:直肠内压力≥45 mmHg,盆底肌不松弛或松弛不充分(肛门松弛率为0~20%)

诊断前症状出现至少6个月,且近3个月症状符合以上诊断标准。

附 诊断流程

需要进行以下5个循序渐进的步骤:①临床病史;②体格检查;③相关实验室检查;④结肠镜检查或其他检查;⑤特殊的检查用以评估便秘的病理生理机制。

第二节 鉴 别 诊 断

对近期出现、进行性加重或伴随症状发生变化的便秘患者,鉴别诊断尤为重要。对年龄≥40岁、有"报警征象"者,应进行必要的实验室、影像学和结肠镜检查,以明确便秘是否为器质性疾病所致、是否伴有结直肠形态学改变。

"报警征象"包括非人为体重减轻(3个月内>10%),非痔或肛裂引起的便血、粪隐血试验阳性、粪便变细、贫血、明显腹痛、腹部包块、有结直肠息肉史和结直肠肿瘤家族史等(表4-1)。

表4-1 慢性便秘常见病因与相关因素

病因	相关因素
功能性疾病	功能性便秘、功能性排便障碍、便秘型肠易激综合征
器质性疾病	肠道疾病(结肠肿瘤、憩室、肠腔狭窄或梗阻、巨结肠、结直肠术后、肠扭转、直肠膨出、直肠脱垂、痔、肛裂、肛周脓肿和瘘管、肛提肌综合征、痉挛性肛门直肠痛);内分泌和代谢性疾病(严重脱水、糖尿病、甲状腺功能减退、甲状腺功能亢进、多发内分泌腺瘤、重金属中毒、高钙血症、高或低镁血症、低钾血症、卟啉病、慢性肾病、尿毒症);神经系统疾病(自主神经病变、脑血管疾病、认知障碍或痴呆、多发硬化、帕金森病、脊髓损伤);肌肉疾病(淀粉样变性、皮肌炎、硬皮病、系统性硬化病)
药物	抗抑郁药、抗癫痫药、抗组胺药、抗震颤麻痹药、抗精神病药、解痉药、钙拮抗剂、利尿剂、单胺氧化酶抑制剂、阿片类药、拟交感神经药、含铝或钙的抗酸药、钙剂、铁剂、止泻药、非甾体消炎药

参 考 文 献

[1] 柯美云,方秀才,侯晓华.功能性胃肠病:肠-脑互动异常[M].北京:科学出版社,2016:642-653.

第五章　功能性便秘的辅助检查

第一节　直肠指诊

直肠指诊简便、易行,通过常规直肠指诊可获得排除肛门直肠器质性病变的第一手资料,同时了解肛门括约肌功能。国外 Rao 教授指出,直肠指诊在评估直肠内外括约肌的肌张力及协调方面可达 70%~80%的准确度[1]。还有研究显示直肠指诊查出盆底肌失弛缓和直肠前突的有效率达 70%以上[2,3]。多数研究显示,直肠指诊可以作为不协调性排便或需要肛门直肠压力测定检查的初筛指标[1,4]。

第二节　结肠传输试验

检测胃肠传输时间(gastrointestional transit time,GITT) 以检测结肠传输时间为主,方法包括不透 X 线标记物法、核素法、氢呼气法、胶囊内镜等,其中以不透 X 线标记物法在临床应用最为广泛。

简易法:随标准餐顿服不透 X 线的标记物(如直径 1 mm、长 10 mm 的标记物 20 个),于 48 h 拍摄腹部 X 线片 1 张,若 48 h 大部分标记物在乙状结肠以上,可于 72 h 再摄片 1 张。根据标记物的分布计算结肠传输时间和排出率,判断是否存在结肠传输延缓、排便障碍。该方法简易、价廉、安全[5]。国内有学者采用改良后结肠传输试验用于快速结肠运动人群便秘的诊断,有一定的实用价值[6]。采用核素法可检测结肠各节段的传输时间,但因价格昂贵而难以普及[7]。智能胶囊内镜是一种新的无创、无辐射的结肠检查技术,可对结肠动力和传输功能进行检测,对传输障碍的原因及严重程度的评估提供证据[8]。也有报道[9]通过新型钆剂胶囊的磁共振结肠传输试验完整复制 X 线传输试验的结果,在未来可作为结肠动力学的动态功能评估应用于临床。

第三节　肛门直肠测压

肛门直肠测压能评估肛门直肠动力、感觉及直肠顺应性,监测用力排便时盆底肌有无不协调收缩、是否存在直肠压力上升不足、是否缺乏肛门直肠抑制反射、直肠感觉阈值有无变

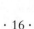

功能性便秘的中西医结合诊疗

化、直肠顺应性有无变化等。

与传统的水灌注系统相比,高分辨率肛门直肠压力测定可检出更多的结构和功能异常,包括耻骨直肠肌功能异常[10]。肛门直肠压力测定正常类型是以用力排便时直肠内压力升高、同时肛门松弛为特征。

第四节　全结肠测压

结肠测压可完整评估结肠在各种状态及药物刺激后的全部肌动活动[11]。结肠压力测定或可以帮助诊断潜在的肌病或神经病变,并对神经肌肉功能障碍导致的慢传输型便秘做出鉴别。目前测压导管的放置有 3 种方法:经鼻插管,将探头带入结肠;引导导丝辅助放置探头;逆行性直接置入探头。这些均因操作烦琐不适,无法普及。

第五节　球囊逼出试验

球囊逼出试验是功能性排便障碍的筛查方法,可根据患者排出直肠内的充水或充气的球囊所需的时间来评估直肠的排出功能。排出球囊所需的时间取决于使用的方法,排出 50 mL 充水球囊的时间 1~2 min 不等[12]。球囊逼出试验作为功能性排便障碍的筛查方法简单、易行,但结果正常并不能完全排除盆底肌不协调收缩的可能[13]。

第六节　排　粪　造　影

通常采用 X 线法,即将一定剂量的钡糊或钡液注入直肠,模拟生理性排便活动,动态观察肛门直肠的功能和解剖结构变化[14]。主要用于与便秘相关肛门直肠疾病的诊断,如直肠黏膜脱垂、内套叠、直肠前突、肠疝(小肠或乙状结肠疝)、盆底下降综合征等。磁共振排粪造影具有能同时对比观察盆腔软组织结构、多平面成像、分辨率高、无辐射等优点[15,16]。对难治性排便障碍型便秘,排粪造影结果是外科决定手术方式的重要依据[15]。

第七节　盆底肌电图

传统的针式盆底肌电图是诊断盆底肌不协调的重要方法,可作为肉毒素注射引导定位肌肉的方法。盆底肌电图检查能明确是否为肌源性病变,盆底肌肉众多,但盆底肌电图可精细检测到每块肌肉的活动情况,目前临床采用的盆底表面肌电为经过信号处理后的信息,可作为盆底生物反馈治疗前后监测肌肉训练的工具[17~20]。

第八节 盆 底 超 声

一、直肠腔内超声

直肠腔内超声可以清楚检查盆底和肛门括约肌等,经过三维图像重建,能够直观地显示盆底支持系统的解剖结构,更好量化括约肌静态和动态状况[21]。

二、经会阴超声

经会阴超声[22,23]检查是目前盆底功能障碍性疾病常用的影像学诊断方法。其中二维超声在诊断中应用广泛,主要用于盆底正中矢状切面上解剖结构的扫查,观察盆底器官的位置和运动;三维超声是基于二维超声发展而来的一种超声诊断方式,可扫查盆底任意横断面图像,为盆底功能障碍性疾病的诊断提供新的方向与策略。

此外,功能性便秘患者常伴睡眠障碍、焦虑和/或抑郁情绪[24,25],建议早期了解患者心理状态,调整生活方式和经验治疗后仍不能缓解便秘症状时,应特别注意对精神心理、睡眠状态和社会支持情况的评估,利用汉密尔顿焦虑量表(Hamilton anxiety scale,HAMA)、汉密尔顿抑郁量表(Hamilton depression scale,HAMD)等分析判断心理异常与便秘的因果关系。

------------------------------ 参 考 文 献 ------------------------------

[1] TANTIPHLACHIVA K, RAO P, ATTALURI A, et al. Digital rectal examination is a useful tool for identifying patients with dyssynergia[J]. Clin Gastroenterol Hepatol,2010,8(11):955-960.

[2] RACHANENI S, ATAN I K, SHEK K L, et al. Digital rectal examination in the evaluation of rectovaginal septal defects [J]. Int Urogynecol J,2017,28(9):1401-1405.

[3] 张菁媛. 出口梗阻型便秘的诊断中直肠指诊与高分辨肛门直肠测压的一致性[D].济南:山东大学,2014.

[4] SOH J S, LEE H J, JUNG K W, et al. The diagnostic value of a digital rectal examination compared with high-resolution anorectal manometry in patients with chronic constipation and fecal incontinence[J]. Am J Gastroenterol,2015,110(8):1197-1204.

[5] 罗金燕,王学勤,戴菲,等.慢传输型便秘结肠动力学研究[J].中华消化杂志,2002,22(2):117-119.

[6] JIANG Y, KONG H, CHANG T, et al. Modified colonic transit test in healthy subjects and constipated patients:A triple-phase, two-center prospective study[J]. J Gastroenterol Hepatol,2021,36(4):959-967.

[7] 中华医学会消化病学分会胃肠动力学组,功能性胃肠病协作组.中国慢性便秘专家共识意见(2019,广州)[J].中华消化杂志,2019,39(9):577-598.

[8] 于志清,张亚武,张有成.结肠传输功能的评价及治疗进展[J].国际消化病杂志,2012,32(1):24-26,39.

[9] 熊斐,王馨华,邱建平,等.钆剂胶囊磁共振结肠传输试验的初步应用[J].磁共振成像,2018,9(7):512-517.

[10] LEE Y Y,ERDOGAN A,YU S,et al. Anorectal manometry in defecatory disorders:a comparative analysis of high-resolution

pressure topography and waveform manometry[J]. J Neurogastroenterol Motil, 2018,24(3):460-468.

[11] RAO S S,SADEGHI P, BEATY J, et al. Ambulatory 24-h colonic manometry in healthy humans[J]. Am J Physiol Gastrointest Liver Physiol, 2001,280(4):G629-G639.

[12] 柯美云,方秀才,侯晓华.功能性胃肠病:肠-脑互动异常[M].北京:科学出版社,2016:642-653.

[13] JAIN M, SINGH S, BAIJAL R. Diagnostic value of the balloon expulsion test compared with anorectal manometry in Indian patients with dyssynergic defecation. Prz Gastroenterol, 2020,15(2):151-155.

[14] 芦中庆.排粪造影 X 线测量在功能性便秘诊断中的应用价值[J].临床军医杂志,2015,43(10):1071-1073.

[15] ELSHAZLY W G, EL NEKADY AEL A, HASSAN H. Role of dynamic magnetic resonance imaging in management of obstructed defecation case series[J]. Int J Surg, 2010,8(4):274-282.

[16] 丁俞江,王永兵,谢禹昌,等.动态 MR 排粪造影在出口梗阻型便秘影像学评价中的价值[J].结直肠肛门外科,2015, 21(3):165-170.

[17] 张波,王凡,陈文平.盆底肌电图在出口梗阻性便秘中的诊断价值[J].结直肠肛门外科,2007(2):68-70.

[18] 杨新庆,刘宝华.便秘外科诊治指南(草案)[J].中华胃肠外科杂志,2008(4):391-393.

[19] 薛雅红,丁曙晴,丁义江,等.盆底失弛缓综合征患者盆底表面肌电的改变及临床意义[J].世界华人消化杂志,2012, 20(12):1025-1029.

[20] 薛雅红,丁曙晴,丁义江,等.应用受试者工作曲线评价盆底表面肌电对盆底失弛缓综合征的诊断价值[J].实用医学杂志,2014,30(22):3586-3588.

[21] BUSSEN D, BUSSEN S. Obstipation-Bewährtes und Neues in der Diagnostik [Constipation-established and new diagnostic approaches][J]. Dtsch Med Wochenschr, 2009,134(17):887-891.

[22] 李萍萍,彭丽珊,张乾泉,等.经会阴超声在诊断女性盆底功能障碍性疾病中的价值[J].影像研究与医学应用,2020, 4(11):56-59.

[23] 李雪,王学梅,姜镔.经会阴超声与 X 线排粪造影对直肠前突与盆底失弛缓综合征诊断价值的比较研究[J].中国临床医学影像杂志,2017,28(11):817-821.

[24] 吴嘉煖,刘晓红,刘巍.慢性便秘患者精神心理状况及生活质量调查——多中心临床调查[J].中国实用内科杂志, 2009,29(3):237-239.

[25] 朱丽明,方秀才,刘诗,等.全国多中心慢性便秘患者情绪和睡眠状况的调查[J].中华医学杂志,2012,92(32): 2243-2246.

第六章　功能性便秘相关中医理论

第一节　古代文献中对便秘的认识

便秘是临床中的常见病,在中医学长期的发展过程中,对便秘认识不断地发展完善,在古医籍中有诸多相关记载。

一、便秘病名考究

作为我国最早的医学典籍,《黄帝内经》中并无"便秘"这一名词的相关记载,主要是对其症状的描述,如"不得前后""大便难""大便不利""不便""不得前后""闭""后不利"等。汉代张仲景《伤寒论》中则有"脾约""不更衣""阴结""阳结"等记载。唐代孙思邈在《备急千金要方》中根据便秘轻重程度的不同,分别以"大便难"和"大便不通"进行区分。宋代朱肱《活人书》有"大便秘"之名,这与现代所称的"便秘"较为接近。元代朱震亨《丹溪心法》中称"燥结"。直至清代沈金鳌所著的《杂病源流犀烛》中,首次出现"便秘"之名,延用至今[1]。

二、历史沿革

战国(公元前770～公元前221年)至秦汉时期(公元前221～公元220年)是中医学发展的开始,《黄帝内经》成书于这一时期,其中虽无"便秘"之名,但不乏与"便秘"有关的论述。据统计,《黄帝内经》中涉及便秘的条文多达37条,多用"大便难""不通"描述[2],如《素问·至真要大论》云:"太阴司天,湿淫所胜……大便难。"《灵枢·胀论》云:"胃胀者,腹满,胃脘痛,鼻闻焦臭,妨于食,大便难。"《素问·举痛论》云"热气留于小肠,肠中痛,瘅热焦渴,则坚干不得出,故痛而闭不通矣"等。东汉时期由张仲景所著的医学著作《伤寒杂病论》中也有诸多关于便秘的论述,如《伤寒论》148条"伤寒五六日……大便硬,脉细者,此为阳微结……假令纯阴结,不得复有外证,悉入在里";又如《金匮要略·腹满寒疝宿食病脉证治第十》中"趺阳脉微弦,法当腹满,不满者必便难,两胁疼痛,此虚寒从下上也,当以温药服之"之类的论述。此外,张仲景还创立了苦寒攻下法(三承气汤)、温下法(大黄附子汤)、活血清热泻下法(抵当汤)、导法(蜜煎导方)等便秘治法[3]。

魏晋隋唐时期(公元220～960年)是中医学发展史上承前启后的重要时期,中医学学科分化在这一时期逐渐成熟,这期间产生了许多文献,如巢元方著《诸病源候论》,孙思邈著《备急千金要方》《千金方》等,其中关于便秘的论述促进了便秘理论的进一步发展。《诸病源候论》中单设"大便病诸侯"章节,将便秘分为"大便难"和"大便不通"两类来阐述便秘的病因病机,如"大便难者,由五脏不调,阴阳偏有虚实,谓三焦不和,则冷热并结故也""大便不通者,由三焦五脏不调,冷热之气不调,热气偏入肠胃,津液竭燥,故令糟粕痞结,壅塞不通也"等论述。孙思邈则在《备急千金要方》中明确提出宿食可致便秘,并推崇润下法治疗便秘,于《千金方·秘涩》中提出"凡大便不通,皆用滑腻之物"的观点,善用芍药、杏仁、肉苁蓉等药物,注重温、清、养药物的配伍。

宋金元时期(公元960~1368年)是中医学快速发展的时期,这一时期出现众多流派,其中以金元四大家为代表,分别是"寒凉派"(刘完素)、"攻邪派"(张从正)、"补土派"(李东垣)、"滋阴派"(朱丹溪),四人均对便秘提出了各自的见解,进一步完善了便秘理论。刘完素在《素问玄机原病式》中云:"俗作秘,大便涩滞也。热耗其液,则粪坚结,而大肠燥涩紧敛故也。"认为热邪伤津致粪便干结是便秘产生的重要原因,提出"宜开通道路,养阴通阳,凉药调之"的治疗方法。张从正在《儒门事亲》中提出"夫燥者,是阳明燥金之主也",认为燥邪是便秘的致病因素,燥邪侵犯胃肠则使胃肠干涸,大便涩燥,提出"燥淫于内,治以苦温,佐以甘辛,以辛润之,以苦下之"的治疗原则,选用神功丸、脾约丸、麻仁丸、润体丸、四生丸等方药治疗。李东垣在《兰室秘藏》中云:"夫肾主五液,津液润则大便如常。若饥饱失节,劳役过度,损伤胃气,及食辛热味厚之物,而助火邪,伏于血中,耗散真阴,津液亏少,故大便结燥。"认为各种病因导致的真阴耗散,津液亏少是便秘产生的主要病机,并总结出"肾恶燥,急食辛以润之,结者散之,如少阴不得大便,以辛润之;太阴不得大便,以苦泄之,阳结者,散之;阴结者,温之。"等一系列治疗便秘的方法。朱丹溪在《丹溪手镜》中则认为"结燥便闭,火邪伏于血中,耗散真阴,津液亏少。夫肾主大便为津液,津液润则大便润",主张以养阴法治疗[4]。

明清时期(公元1368~1911年)是中医学融会贯通及深化发展的阶段,便秘的理论体系在这一时期不断完善和丰富。李梴在《医学入门·外集》中云:"有药石毒者,大小便闭,气胀如鼓者,三和散合三黄汤。饮食毒者,香连丸……痰滞不通者,二陈汤加枳壳、槟榔。"首次提出药毒之邪、痰邪对便秘的致病作用。张景岳在《景岳全书·卷之三十四·天集·杂证谟》云:"大便本无结燥,但连日或旬日欲解不解,或解止些须而不能通畅,及其既解,则仍无干硬,凡此数者,皆非火证,总由七情、劳倦、色欲,以致阳气内亏不能化行,亦阴结之属也"指出便秘的多种表现形式,并提出七情、劳欲等便秘致病因素。唐宗海在《血证论》中有专门论述"便闭"的章节,其中"二便皆脾胃之出路,小便是清道,属气;大肠是浊道,属血。失血家血虚便燥,尤其应得,四物汤加麻仁主之""又有瘀血闭结之证,或失血之后血积未去,或跌打损伤,内有瘀血,停积不行,大便闭结……桃仁承气汤治之,或失笑散加杏仁、桃仁、当归、白芍"均从血分论治便秘,论述了血虚便秘及瘀血便秘的治法。沈金鳌则在《杂病源流犀烛》首次使用便秘之病名,如"燉痛发热,汗多便秘谵语者,阳结症,宜下。"

第二节　大肠的生理功能及特性

《黄帝内经》中将消化道分为口、咽、胃、小肠、回肠、广肠几个部分,《灵枢·肠胃》可见具体描述："唇至齿长九分,口广二寸半。齿以后至会厌深三寸半,大容五合。舌重十两,长七寸,广二寸半。咽门重十两,广一寸半,至胃长一尺六寸。胃纡曲屈,伸之长二尺六寸,大一尺五寸,径五寸,大容三斗五升。小肠后附脊左环,回周叠积,其注于回肠者,外附于脐上,回运环反十六曲,大二寸半,径八分分之少半,长三丈二尺。回肠当脐右环,回周叶积而下,回运环反十六曲,大四寸,径一寸寸之少半,长二丈一尺。广肠傅脊,以受回肠,左环叶积上下辟,大八寸,径二寸寸之大半,长二尺八寸。"小肠后紧接"回肠"及"广肠",而无"大肠",但根据其所描述,从位置看"回肠"位于脐周,自右向左回环,与现代解剖学中大肠方向相一致;从长度看,二丈一尺约等于现代尺制4.18 m,与现代解剖学中回肠、盲肠、结肠三部分总和相近[5],故认为《灵枢》中提到的"回肠"相当于现代解剖学中大肠与一部分小肠之和。至于"广肠",从位置看,其向左回环后自上而下附着于脊前,与乙状结肠、直肠走行相符;从长度看,二尺八寸约等于现代尺制0.557 m,同样与乙状结肠、直肠相近,故认为"广肠"相当于现代解剖中乙状结肠及直肠部分[5]。尽管《黄帝内经》对消化道解剖的描述中无"大肠"这一部位,但不论是在《素问》还是在《灵枢》中,"大肠"这一词仍反复出现,关于"大肠"的论述更多从其生理功能方面出发,其主要的生理功能包括主传导糟粕以及主津。《素问·灵兰秘典论》中云:"大肠者,传道之官,变化出焉";《素问·六节脏象论九》中云"大肠……名曰器,能化糟粕,转味而出入者也",都明确指出大肠具有传送食物,吸收水液,并将无法吸收的糟粕物质传输至肛门进而排泄出体外的作用。

一、大肠主传导糟粕

《黄帝内经》将大肠喻为"传道之官"。何为"传道",一般认为"道"通"导",传道即传送运输之义,王冰[6]《重广补注黄帝内经素问》有解:"传道,谓传不洁之道。变化,谓变化物之形。"大肠位于腹中,上接小肠,下连肛门。水谷经胃的腐熟、小肠的泌别清浊及转化,其精微物质被人体吸收、利用,食物残渣则经小肠输送至大肠,糟粕在大肠转化为粪便继续下传,短暂储存后由肛门排出。《素问·六节脏象论》云:"胃……名曰器,能化糟粕,转味而入出者也。"《素问·五脏别论》云:"夫胃、大肠、小肠、三焦、膀胱,此五者,天气之所生也,其气象天,故泻而不藏,此受五脏浊气,名曰传化之腑,使水谷不得藏……六腑者,传化物而不藏,故实而不能满也。水谷入口,则胃实肠虚;食下,则肠实而胃虚,故曰实而不满。"因此,大肠是食物残渣排泄出体外的最主要通道,肠与胃虚实交替,处于实而不满的状态,这就是大肠最主要的生理作用,即"传导糟粕"。

二、大肠主津

在中医理论中,"津液"是人体的重要组成部分,陈修园在对《伤寒论》的研究中,将"存津液"总结为"治伤寒之要"[7],足以见"津液"之重要。"津"与"液"都具有滋润濡养的作用,而两者在概念上又有所区别。《灵枢·决气》中对"津"与"液"进行了区分,"腠理发泄,汗出溱溱,是谓津""谷入气满,淖泽注于骨,骨属屈伸。泄泽,补益脑髓,皮肤润泽,是谓液"。"津"即水液中较为清稀的部分,主要起滋润的作用;"液"为水液中较为黏稠部分,主要起濡养作用。"津"的一个重要代谢场所就是大肠。《脾胃论》云:"大肠主津,小肠主液,大肠、小肠受胃之荣气,乃能行津液于上焦,灌溉皮肤,充实腠理。"大肠对食物残渣中的水液进行再吸收并输送濡养全身,这就是大肠"主津"的作用。大肠将津液上输于上焦心肺,再由肺宣发布散于肌肤腠理之中。此外,大肠还可将津液下渗膀胱,《灵枢·营卫生会》中云:"下焦者,别回肠,注于膀胱,而渗入焉。故水谷者,常并居于胃中,成糟粕而俱下于大肠,而成下焦。渗而俱下,济泌别汁,循下焦而渗入膀胱焉。"此句提到糟粕下传大肠,大肠吸收其中清液,秽浊部分则下注膀胱。《灵枢·五癃津液别》中则提到:"阴阳气道不通,四海闭塞,三焦不泻,津液不化,水谷并行肠胃之中,别于回肠,留于下焦,不得渗膀胱,则下焦胀。"若肠道津液化生失常,水谷沿肠胃下行,别出于回肠,停留于下焦,不能渗入膀胱,则会发生下焦胀满的情况。

三、大肠的生理特性

大肠属于六腑之一,在古代医籍中常常把"六腑"写作"六府"。徐灏在《说文解字》中有解:"府,人身亦有出纳藏聚,故谓之五府六藏,俗别作腑臟",说明当"府"引申用于人体时,可写作"腑",故"六腑"与"六府"同义。《说文解字·卷九》:"府,文书藏也","府"的本义是指"藏书的地方",引申至人体,"六腑"为接受盛纳水谷,并对其进行消化、吸收、转运的场所,正如上文《素问·六节脏象论》所云:"胃……名曰器,能化糟粕,转味而入出者也",其生理特性为"泻而不藏""实而不能满"。小肠下传来的食物残渣在大肠进行水液再吸收后便转化为粪便继续向下传输,而并不会长时间停留,维持虚实更替是大肠生理功能正常的表现,如若这种状态被破坏,则会导致便秘、腹胀、泄泻等疾病发生。

第三节 其他脏腑对大肠功能的影响

一、肺

肺与大肠相关的理论,最早可追溯至《黄帝内经》时期。《素问·脏气法时论》中就提到:"肺主秋,手太阴阳明主治,其日庚辛,肺苦气上逆,急食苦以泄之",秋天是手太阴肺和手阳明大肠的主治时间,肺与大肠旺日为庚辛,两者相互联系。《灵枢·本输》中有:"肺合大肠,大肠者,传道之腑。"《灵枢·经脉》中也有云:"肺手太阴之脉,起于中焦,下络大肠,还循胃口,上膈属肺"可见无论从五行关系、季节所属、脏腑相合的角度来看,还是从经络循行的角度来看,肺与大肠都密切相关。

(一)气机升降

《医经精义·脏腑之官》云:"大肠之所以能传导者,以其为肺之腑。肺气下达,故能传导。"肺主一身之气,能影响全身气机的升降出入,只有肺肃降功能正常,肺气下达大肠,大肠气机畅达,才能发挥正常的传导作用,推动糟粕向下运送排出,反之则会产生病理表现。例如,《素问·咳论》云:"肺咳不已,则大肠受之。大肠咳状,咳而遗矢。"若肺病日久,咳而不愈,影响大肠气机,会出现大便失禁的情况。《血证论·便闭》:"肺与大肠相表里……肺气不降则便结。"则提到肺气不降同样会影响大肠传导功能,出现排便困难的表现。同时,大肠发生病变同样能反过来影响肺的功能。例如,《读医随笔·卷三》中云:"大便久秘,肠中浊气上蒸于肺,以致升降不利,呼吸短促者";又如《黄帝内经灵枢集注·卷五》云:"大肠为肺之腑而主大便,邪痹于大肠,故上则为气喘……故大肠之病亦能上逆而反遗于肺"。综上可知,大肠与肺通过气机相互影响相互联系,调控气机升降功能是两者相关的重要机制之一。

(二)水液代谢

《素问·经脉别论》云:"饮入于胃,游溢精气,上输于脾;脾气散精,上归于肺,通调水道,下输膀胱。"肺主行水,肺通过调节气机的宣发肃降,推动全身水液输布和排泄。大肠主津,同样参与水液的吸收输布,两者同时参与水液的代谢过程。肺气向下输布于肠腑,肠道润泽,方能正常传化物,如《素灵微蕴》中云:"肺与大肠表里同气,肺气化津,滋灌大肠,则肠滑而便易"。若肺输布津液功能异常,影响大肠传导功能,则会出现大便排泄的异常,过湿则泻,过燥则结,即水升舟行,水枯舟停[8],如《石室秘录》有云:"大便闭结者,人以为大肠燥甚,谁知是肺气燥乎?肺燥则清肃之气不能下行于大肠。"大肠主津功能失司,亦会影响肺气宣降,《退思集类方歌注》云:"肠间水气不行于下,以致肺气膹郁于上。"水液停聚肠间,致腑气不通,肺气不降,气逆于上,则会导致咳喘等表现。因此,肺与大肠在水液代谢方面相辅相成,相互影响。

二、胃

胃与大肠皆归于六腑,两者在解剖层面即密切相关,水谷经胃的腐熟,精微物质被初步吸收后,便下传至肠腑,剩余糟粕最终在大肠变化形成粪便排出。《素问·五脏别论》认为"水谷入口,则胃实而肠虚;食下,则肠实而胃虚",即体现了食物在胃与肠之间的传递过程。

(一)胃为六腑之大源

《灵枢·五脏别论》云:"胃者,水谷之海,六腑之大源也。五味入口藏于肠胃,以养五脏气。"《灵枢·本输》云:"大肠小肠,皆属于胃,是足阳明也。"胃肠同为消化系统的组成部分,相互协助构成水谷的消化、吸收、排泄过程,胃的受纳腐熟则是消化过程中最重要的环节,胃作为水谷之海,是精气化生的重要场所,五脏六腑之精皆有赖于胃的化生、充养,故曰胃为六腑之大源,大肠小肠皆属于胃。正如《脾胃论·大肠小肠五脏皆属于胃胃虚则俱病论》中云:"大肠、小肠受胃之荣气,乃能行津液于上焦,溉灌皮毛,充实腠理。若饮食不节,胃气不及,大肠、小肠无所禀受,故津液涸竭焉。"

(二)胃主通降

胃以降为和,以通为用。《素问·阴阳应象大论》云:"五脏皆得胃气,乃能通利",胃气

功能性便秘的中西医结合诊疗

下降,食物残渣得以下输于肠道,同时将精气下传,肠道得以濡养方能通利。胃气通降失常,则会导致一系列胃肠病的发生。《素问·阴阳应象大论》云:"清气在下,则生飧泄。"《医宗必读·卷七·泄泻》云:"气属于阳,性本上升,胃气注迫,辄尔下陷,升、柴、羌、葛之类,鼓舞胃气上腾,则注下自止。"胃气下降太过,加快大肠的传导作用,会导致腹泻的产生。反之,胃气通降不足,食物传输停滞,大肠通利失常,则导致腹胀、便秘的发生,如《灵枢·胀论》云:"胃胀者,腹满,胃脘痛,鼻闻焦臭,妨于食,大便难。"

(三)经络相连

从经络循行角度来看,手阳明大肠经和足阳明胃经之间密切相关。两者为同名经,同气相求,经脉相连,经气相通,手阳明大肠经之经气流注于足阳明胃经,交接于鼻旁迎香穴,《灵枢·邪气脏腑病形》云:"大肠合入于巨虚上廉,小肠合入于巨虚下廉",上下巨虚为大小肠之下合穴,位于足阳明胃经下合穴足三里下方,因此能受纳胃经之经气[9]。此外,足阳明胃经循行经过腹部,其诸多腧穴分布于此,腧穴具有近治作用,故胃经部分腧穴与肠道相关,能调节肠腑功能,治疗肠道疾病。因此,在经络的连接作用下胃与大肠联系紧密。

三、肝

肝与大肠相通的理论出于《五脏穿凿论》,首次记载于明·李梴所著的《医学入门·脏腑相通篇》:"心与胆相通,肝与大肠相通,脾与小肠相通,肺与膀胱相通,肾与三焦相通,肾与命门相通,此合一之妙也。"

(一)解剖层面

从解剖层面来看,肝与肠之间即存在紧密的联系,《唐容川医学全书》有云:"肝内膈膜,下走血室,前连膀胱,后连大肠,厥阴肝脉,又外绕行肛门。大肠传导,全赖肝疏泄之力,以理论则为金木交合,以形论则为血能润肠、肠能导滞之故。"唐氏受西方医学之脏腑血脉网膜解剖关联的启发,认为脏腑气血经脉由网膜中相连的实质丝管而沟通[10]。现代解剖学证实腹腔脏器之间由腹膜覆盖相连,其间有丰富的毛细血管、淋巴管及神经通过。此外,现代医学所发现的"肝肠循环"及"肠-肝轴"学说均是肝与大肠相互联系的重要佐证。

(二)经络相通

《灵枢·经脉》中云:"大肠手阳明之脉,起于大指次指之端,循指上廉,出合谷两骨之间,上入两筋之中,循臂上廉,入肘外廉,上臑外前廉,上肩,出髃骨之前廉,上出于柱骨之会上,下入缺盆络肺,下膈属大肠;其支者,从缺盆上颈贯颊,入下齿中,还出挟口,交人中,左之右,右之左,上挟鼻孔。""肝足厥阴之脉,起于大趾丛毛之际,上循足跗上廉,去内踝一寸,上踝八寸,交出太阴之后,上腘内廉,循股阴入毛中,过阴器,抵小腹,挟胃属肝络胆,上贯膈,布胁肋,循咽喉之后,上入颃颡,连目系,上出额,与督脉会于巅;其支者,从目系下颊里,环唇内;其支者,复从肝别贯膈,上注肺。"两者虽非直接经脉相连,但均循行至颊、咽喉部位,且与肺经相连而间接相通。

(三) 气机开阖

"董氏奇穴"认为肝与大肠相通,是由六经开阖枢理论推衍而来,实乃脏腑气化相通[11],这一观点从六经气机运动角度解释五脏别通的理论。《素问·阴阳离合论》云:"圣人南面而立……是故三阳之离合也,太阳为开,阳明为阖,少阳为枢,三经者,不得相失也……是故三阴之离合也,太阴为开,厥阴为阖,少阴为枢。三经者,不得相失也。"王冰注曰:"开合枢者,言三阳之气多少不等,动用殊也。夫开者所以司动静之基,合者所以执禁固之权,枢者所以主动转之微。由斯殊气之用,故此三变之也。"三阴同理,即太阳与太阴为"开"、阳明与厥阴为"阖"、少阳与少阴为"枢"。故手阳明大肠经与足厥阴肝经脏腑气化相通,肝主疏泄,喜条达而恶抑郁;大肠主传导糟粕,同样需要气机通降以发挥其作用。大肠气机之通降有赖于肝气之疏泄条达,无论哪一方出现问题,都会导致病变产生,《灵枢·经脉》中所述肝经病变会导致"飧泄",大肠经病变会导致"目黄、口干"即是此理。

四、脾

《素问·灵兰秘典论》云:"脾胃者,仓廪之官,五味出焉。"《脾胃论》云:"饮食入胃,而精气先输脾归肺,上行春夏之令,而滋养周身,乃清气为天者也。升已而下输膀胱,行秋冬之令,为传化糟粕转味而出,乃浊阴为地者也。"在中医理论中,脾是消化过程中重要的组成部分,能够参与消化、吸收、转运等过程,与大肠同样联系紧密。

(一) 脾主运化

《说文解字》云:"运,移徙也",即转移、搬运的过程。"匕,变也",徐灝注:"匕化古今字",匕即为化,为转变、传化之义。脾主运化,具有将水谷转化为精微物质,并向周围传输的作用,故曰脾为后天之本,能化水谷,运精微,并通过心肺化生气血,以营养全身。《素问·经脉别论》云:"饮食入胃,游溢精气,上输于脾;脾气散精,上归于肺,通调水道,下输膀胱。水精四布,五经并行,合于四时五脏阴阳";《素问·玉机真藏论》云:"脾为孤藏,居中央以灌四傍";《素问·奇病论》云:"夫五味入口,藏于胃,脾为之行精气"。大肠若要维持正常的功能,离不开脾运化的精微物质的濡养,若脾失健运,气血津液亏虚,气虚则肠道无力推动糟粕传导;血虚肠道失于濡养则难以传输糟粕;津液亏虚则糟粕秘结难下[12]。

(二) 脾主生清

脾胃居于中焦,是气机升降之枢纽。《临证指南医案》云:"脾宜升则健,胃宜降则和。"脾主升清是脾主运化的一种表现形式,与胃主降浊功能相反,水谷精微物质的传输有赖于脾的升提,向上转运至心肺以化生气血。《素问·阴阳应象大论》云:"清阳出上窍,浊阴出下窍;清阳发腠理,浊阴走五脏;清阳实四肢,浊阴归六腑。"脾与胃在作用上相互配合,相反相成,共同完成消化过程,使精微物质得以布散濡养全身,糟粕物质得以下输大肠进而排出体外[13]。若脾胃升清降浊功能出现异常,则会出现相应病理变化。清阳不升脏腑四肢清窍失于濡养,则出现头晕、乏力、倦怠等;清阳在下水谷精微与糟粕相混杂,则出现肠鸣、泄泻等。

此外,脾的升清作用失常,会影响胃降浊的作用,浊气不降,则出现腹胀、便秘等表现,正如《素问·阴阳应象大论》所云:"清气在下,则生飧泄;浊气在上,则生䐜胀。"

五、肾

《素问·金匮真言论》有云:"北方色黑,入通于肾,开窍于二阴。"肾具有主开合,司二便的作用,与大肠传导糟粕的作用相关。

《素问·逆调论》云:"肾者水脏,主津液"。肾"水"除了涵盖维持正常生理功能所需的具有营养濡润作用的精微之水外,还包括因代谢所产生的废余之水,体内流动着的液体都属于肾"水"的范围[14]。肾的气化作用同样贯穿整个水液代谢的过程,水液经肾阳的温煦蒸腾作用,其中清者上升四布周身,浊者下降注入膀胱以排出。《素问·灵兰秘典》云:"膀胱者,州都之官,津液藏焉,气化则能出矣。"陈修园对其进行补充云:"肾气足则化,肾气不足则不化。"大肠主津的作用亦受肾之影响,《医贯》有云:"大肠主津,小肠主液,津液皆肾水所化。"《兰室秘藏·大便结燥》云:"夫肾主五液,津液润则大便如常。"肾主水,司二便,肾气化功能正常,津液输布正常,肠道得润,则二便排泄正常,若肾虚气化失常,不能主持津液的排泄和分布,肠道津液不足,则会导致排便困难[15]。

第七章 功能性便秘的病因病机及辨证论治

第一节 病因病机

一、中医病因

（一）外感热邪或素体阳盛

《素问·至真要大论》云："诸腹胀大，皆属于热。"热邪会导致便秘的产生。外感热邪可致胃肠积热，素体阳盛之人更易感受热邪而产生实热证。热邪易化燥伤阴，火热燥邪损伤阴液，大肠失于濡润，通降不畅，则会导致便秘。正如《素问玄机原病式》所云："俗作秘，大便涩滞。热耗其液，则粪坚结，而大肠燥涩紧敛故也。"

（二）外感寒邪或素体阳虚

《证治要诀·大便秘》云："冷秘由冷气横于肠胃"，寒邪同样会导致便秘的发生。外感寒邪致阴寒内盛；或素体阳虚，温运无力致寒自内生，均会导致冷气凝结于肠道，阳气不行，津液、糟粕固结不通，进而导致"冷秘"产生，正如《医述》中云："冷秘者，冷气凝结，津液不通，如天寒地冻，水结成冰之义。"

（三）饮食不节

便秘病位在大肠，与脾、胃密切相关，饮食不当损伤脾胃则会影响肠道功能导致便秘的发生。《素问·太阴阳明论》云："食饮不节，起居不时者，阴受之……阴受之则入五脏……入五脏则膜满闭塞。"饮食不节包括暴饮暴食、过食生冷、嗜食辛辣肥腻之品等。《素问·痹论》云："饮食自倍，肠胃乃伤。"《灵枢·胀论》云："胃胀者，腹满，胃脘痛，鼻闻焦臭，妨于食，大便难。"饮食过量易损伤脾胃，脾胃运化功能失常则饮食积滞，进而会导致便秘。此外，过食生冷或辛辣肥腻食物也是诱发便秘的重要原因。《脾胃论》云："故夫饮食失节，寒温不适，脾胃乃伤。"《兰室秘藏》云："若饥饱失节，劳役过度，损伤胃气，及食辛热味厚之物，而助火邪，伏于血中，耗散真阴，津液亏少，故大便结燥。"过食生冷易损伤中阳，阴寒之邪不得散而与糟粕互结，阻碍中焦气机运化，会导致大便难以排出；过食辛辣肥腻食物则易生热，热邪耗伤阴液，则会导致大便燥结不通的表现。因此，饮食不节是便秘的重要病因之一。

（四）情志失和

《黄帝内经》最早提出情志致病的观点，情志与脏腑间存在关联，情绪失和会影响脏腑气机运动,进而诱发病变。《灵枢·寿夭刚柔》云"忧恐忿怒伤气",《素问·举痛论》云:"怒则气上,喜则气缓,悲则气消,恐则气下,寒则气收,炅则气泄,惊则气乱,劳则气耗,思则气结。"粪便的正常排泄有赖于气机的推动作用,气机运行通畅粪便方能正常排出,一旦情志失和,影响气机升降出入,肠腑通降失常则易出现便秘的表现。如薛雪在《薛氏医案》中提出的"喜则伤心,怒则伤肝,喜怒无常,气血侵入大肠致谷道无出路,结积成块,生血生乳,各有形相"正是此理。

(五)年老或久病体弱

《素问·上古天真论》提出"女子七七任脉衰,天癸竭""男子八八天癸竭,精少,肾脏衰",年老脏腑功能减退,气血渐亏是自然规律,气血不足,肠道失荣常常会导致便秘的发生,故便秘在老年人中更为常见。除此之外,久病正气耗伤,导致血虚肠燥或是气虚肠道传导无力,同样是便秘发生的常见病因,如清代冯兆张在《冯氏锦囊秘录·秘结》中云"亦有血热血燥,如老人产妇,血气虚弱,不能传送大肠,以致大便不利者有焉。"

二、中医病机

《灵枢·营卫生会》云:"水谷者,常并属于胃中,或糟粕俱下于大肠。"粪便的正常排泄与大肠的传导功能关系最为密切,又受肺、脾、胃、肝、肾等脏腑的影响。导致便秘发生的原因多种多样,其病位在大肠,具体病机可分为以下几类。

(一)燥热内结,津液耗伤

《素问·举痛论》云:"热气留于小肠,肠中痛,瘅热焦渴,则坚干不得出,故痛而闭不通矣。"《素问·气厥论》云:"膀胱移热于小肠,鬲肠不便。"从《黄帝内经》时期即已明确提出热邪内盛,津液耗伤,会使肠道隔塞,大便干结,导致大便不通。张景岳在《景岳全书》中提出便秘的辨证,惟辨"阴结"与"阳结"即可,其中"阳结证,必因邪火有余,以致津液干燥……然必有火证火脉,内外相符者,方是阳结。"认为火热之邪灼伤津液,津液干燥,肠道干涩失润,进而导致大便干结,壅塞不通等表现。刘完素在《黄帝素问宣明论方》中同样有云:"大便干涩,乃大肠受热,化成燥涩",故燥热内结是便秘产生的一个重要原因。

(二)阴寒内停,阳气不通

张仲景在《伤寒论》中将便秘分为"阳结"和"阴结"两类,提出"其脉浮而数,能食,不大便者,此为实,名曰阳结也……其脉沉而迟,不能食,身体重,大便反鞕,名曰阴结也"。后世医家在此基础上进一步提出各自的见解,金元时期李东垣认为实秘、热秘属阳结,应散之,而虚秘、冷秘属阴结,应温之;张景岳以有无"火"的表现来区分阴结阳结;薛己则认同李东垣的观点,认为"所云虚秘冷秘即阴结也,所云实秘热秘即阳结也"[16]。《伤寒论》云"阳明病,若中寒者,不能食,小便不利,手足濈然汗出,此欲作固瘕,必大便初硬后溏。"成无己注云"固瘕者,寒气结积也,胃中寒甚,欲留结而为固瘕,则津液不得通行,而大便必硬……为实也",阴寒内停,影响气机、津液运行,导致粪便干结,停滞于肠道而不能行,进而出现大便硬的表现。

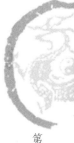

《诸病源候论·大便难候》云"五脏三焦既不调和,冷热壅涩,结在肠胃之间。其肠胃本实,而又为冷热之气所并,结聚不宣,故令大便难也。"提出阴寒之邪除阻碍气机津液运行外,还会与肠胃之水谷糟粕相互搏结,停聚不通而致排便困难。

(三)脾胃损伤,食滞内停

《脾胃论》云:"大肠主津,小肠主液,大肠小肠受胃之荣气,乃能行津液于上焦……若饮食不节,胃气不及,大肠小肠无所禀受,故津液涸竭焉。"饮食入胃,水谷经脾胃升清降浊,方能继续下传肠道,若饮食失节,脾胃损伤,一方面中焦升降功能异常,导致水谷通降受阻,饮食停滞;另一方面脾胃纳运功能失司,精气化生乏源,则致肠道失养,津亏气滞,糟粕内停,均可发为便秘。

(四)气机郁滞,通降失常

《灵枢·平人绝谷》云:"胃满则肠虚,肠满则胃虚。更虚更满,故气得上下,五脏安定,血脉和利,精神乃居",气机的升降推动作用是维持水谷在消化道中正常传导的重要条件,气机通畅则胃肠传导功能正常,食物在胃肠被消化、吸收、传递,达到"更虚更满"的状态。如若气机郁滞不能行,则会导致脏腑通降失常,传导功能失职,糟粕无法向下传输而滞留肠腑,导致便秘的产生。《医镜·秘结》:"秘者,气之秘也。"正说明气机不畅在便秘的发生发病中起着重要作用。气机通畅包括脾气健运、肾气推动、肝气条达、肺气宣降,各脏腑相互配合,气机调畅,大肠方能正常传输[17]。例如,《医经精义》云:"大肠传导,全赖肝疏泄之力""肺气传输大肠,通调津液,而主制节,制节下行,则气顺而息安大便调";《济生方·胀满门》云:"中焦痞结,必成胀满。胀满不已,变证多端……大小便为之不利。"皆指出气机对大肠传导的影响,气机畅则大便调,反之则大便不利。

(五)气血亏虚,推动不利

《素问·调经论》云:"人之所有者,血与气耳。"气血是人体的重要组成部分,是维持脏腑功能的重要基础,"气为血之帅,血为气之母",气与血之间相互影响,两者关系密不可分,共同影响着排便功能。《奇效良方》云:"虚秘者,年老血少,肠胃枯涩",《医宗必读·大便不通》云:"更有老年津液干枯,妇人产后亡血,及发汗利小便,病后血气未复,皆能便秘。"指出不论是年老气血不足、妇人产后失血、失治误治或是久病阴血耗伤,导致的气血亏虚,皆能导致便秘的产生,血虚则大肠失于濡养而致大便干结难行,气虚则肠道推动无力而致排便费力困难。《医学入门·燥结》提出"气血虚燥"这一便秘分型,将其归为"虚结"之列,强调了气血亏虚是便秘发病的重要原因。

第二节 辨 证 分 型

中国中西医结合学会消化系统疾病专业委员会于 2017 年颁布的《功能性便秘中西医结

合诊疗共识意见》[18]将功能性便秘分为 7 个证型进行辨证论治,包括热积秘、寒积秘、气滞秘、气虚秘、血虚秘、阴虚秘、阳虚秘,分别予以清热润肠、温通散积、顺气导滞、益气润肠、滋阴养血、润燥通便、滋阴润燥、温润通便等治疗方法。

一、辨证分型

(一)实秘

1. 热积秘
主症:①大便干结;②大便臭秽和(或)口干口臭和(或)小便短赤。
次症:①腹胀或腹痛;②面红心烦;③或有身热。
舌脉:舌红,苔黄,脉滑数。

2. 寒积秘
主症:①大便艰涩;②腹痛拘急、得温痛减,或腹满拒按。
次症:①手足不温;②畏寒。
舌脉:舌质淡暗,苔薄白腻,脉弦紧。

3. 气滞秘
主症:①大便干结或不甚干结,排便不爽;②腹胀或伴腹痛。
次症:①肠鸣矢气;②情绪不畅时加重;③胸胁痞满,嗳气频作。
舌脉:舌红,苔薄,脉弦。

(二)虚秘

1. 气虚秘
主症:①大便不硬,虽有便意,但排便费力;②用力努责则汗出气短。
次症:①便后乏力;②神疲懒言。
舌脉:舌淡,苔白,脉弱。

2. 血虚秘
主症:①大便干结;②面色少华,头晕目眩。
次症:①心悸气短;②口唇色淡。
舌脉:舌质淡,脉细弱。

3. 阴虚秘
主症:①大便干结如羊屎状;②潮热盗汗和(或)手足心热和(或)两颧红赤。
次症:①口干少津;②形体消瘦,头晕耳鸣;③心烦少眠;④腰膝酸软。
舌脉:舌质红,有裂纹,少苔,脉细数。

4. 阳虚秘
主症:①大便干或不干,排出困难;②面色㿠白,小便清长。
次症:①腹中冷痛;②腰膝酸冷;③四肢不温或畏寒怕冷。
舌脉:舌淡,苔白,脉沉迟。
注:以上证型确立条件为主症必备,加次症 1~2 项即可诊断,参考舌脉象。

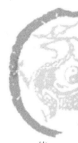

二、分型治疗

（一）实秘

1. 热积秘
【病机】燥热内结,灼伤津液。
【治法】清热润肠。
【方药】麻子仁丸加减(《伤寒论》)。
【组成】火麻仁、芍药、杏仁、大黄、厚朴、枳实等。
【评述】《绛雪园古方选注》卷上:"下法不曰承气,而曰麻仁者,明指脾约为脾土过燥,胃液日亡,故以麻、杏润脾燥,白芍安脾阴,而后以枳朴大黄承气法胜之,则下不亡阴。法中用丸渐加者,脾燥宜用缓法,以遂脾欲,非比胃实当急下也。"

2. 寒积秘
【病机】阴寒内停,阳气不通。
【治法】温通散积。
【方药】温脾汤加减(《备急千金要方》)。
【组成】附子、大黄、芒硝、当归、干姜、人参、甘草等。
【评述】《汤头歌诀详解》:"温脾汤是四逆汤(姜、附、草)加人参、当归、大黄、芒硝四药所组成。四逆汤功能温脾祛寒,加大黄、芒硝,是取其泻下除积,加人参、当归,是取其益气养血。由于四逆性属温热,可以改变芒硝、大黄苦寒之性,所以本方功专驱逐寒积,属于"温下"的范畴。假使热实里结,津伤便秘,当用寒下剂,而决非此方所宜。"

3. 气滞秘
【病机】气机郁滞,通降失常。
【治法】顺气导滞。
【方药】六磨汤(《世医得效方》)、四逆散(《伤寒论》)加减。
【组成】柴胡、白芍、炒枳壳、沉香粉、木香、乌药、瓜蒌仁等。
【评述】乌药辛温香窜,善于疏通气机,可行脾胃气滞。沉香"纯阳而升,体重而沉,味辛走散"(《药品化义》),能下气降逆,最宜于气机上逆之证,"与乌药磨服,走散滞气"(《本草衍义·卷十三》)。木香辛行苦泄温通,长于通畅脾胃之气滞,并有较好的止痛作用;枳壳苦辛酸,微寒,可理气宽中行滞。诸药同用,可行气降逆,通便导滞,适用于气滞腹胀兼有便秘腹痛者[19]。

《医方考·卷一》:"少阴病四逆者,此方主之。此阳邪传至少阴,里有热结,则阳气不能交接于四末,故四逆而不温。用枳实所以破结气而除里热,用柴胡所以升发真阳而回四逆,芍药收其失位之阴。是证也,虽曰阳邪在里,慎不可下,盖伤寒以阳为主,四逆有阴进之象。若复用苦寒之药下之,则阳益亏矣,是在所忌。论曰:诸四逆者,不可下之。盖谓此也。"

（二）虚秘

1. 气虚秘
【病机】气虚失运,传导失常。
【治法】益气润肠。

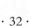

【方药】黄芪汤(《金匮翼》)加减。

【组成】黄芪、生白术、火麻仁、陈皮、白蜜等。

【评述】脾气虚则大肠传送无力,肺与大肠相表里,宣降肺气有助于通畅肠腑。故加入黄芪、陈皮为君药,入肺、脾经,补气健脾、疏理气机;火麻仁味甘性平,质润多脂,入脾、胃、大肠经,滋脾润肠通便,为臣药;白蜜为使,补中益气,润肠通便,又调和药性。诸药合用,共奏益气润肠通便之功效[19]。

2. 血虚秘

【病机】阴血不足,肠道失荣。

【治法】滋阴养血,润燥通便。

【方药】润肠丸(《沈氏尊生书》)加减。

【组成】当归、生地黄、火麻仁、桃仁、枳壳等。

【评述】本方用当归、生地黄滋阴养血;麻仁、桃仁润肠通便;枳壳引气下行而治气滞。合用则补血润下,主治血虚便秘。多用于老人、产后及病后之习惯性便秘,不宜于攻下者[20]。

3. 阴虚秘

【病机】阴虚火旺,耗液伤津。

【治法】滋阴润燥。

【方药】增液汤(《温病条辨》)加减。

【组成】玄参、麦冬、生地黄、火麻仁、当归、沙参、石斛等。

【评述】《温病条辨》认为,温病不大便,偏于阴亏液涸之半虚半实证。方取玄参为君,其味苦微寒,壮水制火,通二便,启肾水上潮于天;麦冬治心腹结气,能补能润能通,故以为佐;生地黄亦主寒热积聚,逐血痹,用细者取其补而不腻,兼能走络也。三者合用,可收增水行舟之功。

4. 阳虚秘

【病机】阳气不足,温煦失司。

【治法】温润通便。

【方药】济川煎(《景岳全书》)加减。

【组成】当归、牛膝、附子、肉苁蓉、泽泻、升麻、枳壳等。

【评述】《景岳全书》:"便秘有不得不通者,凡伤寒杂证等病,但属阳明实热可攻之类,皆宜以热结治法通而去之,若察其元气已虚,既不可泻而下焦胀闭,又通不宜缓者,但用济川煎主之,则无有不达。"《重订通俗伤寒论》:"夫济川煎,注重肝肾,以肾主二便,故君以苁蓉、牛膝滋肾阴以通便也。肝主疏泄,故臣以当归、枳壳,一则辛润肝阴,一则苦泄肝气。妙在升麻升清气以输脾,泽泻降浊气以输膀胱,佐蓉、膝以成润利之功。"

第三节 治 则 治 法

一、泻热通便

热邪耗伤津液是产生便秘的重要原因之一,此类便秘以实邪为主,《素问·阴阳应象大

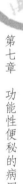

论》云："其实者，散而泻之"，根据"虚则补之，实则泻之"的原则，通常采用泻热通便的治疗方法。张仲景于《伤寒论》中创立的大承气汤即为此类治疗方法之代表方，《伤寒论·辨阳明病脉并治》云："阳明病，谵语，有潮热，反不能食，胃中必有燥屎五六枚也；若能食者，但硬耳，宜大承气汤主之。"第十版《方剂学》教材[21]将大承气汤用总结为峻下热结，主治阳明腑实证之类，《伤寒瘟疫条辨》云"阳明病，痞满燥实，谵语烦渴，腹痛便秘，大承气汤主之"。孙思邈《备急千金要方》中所载三黄汤同样具有泻热通便之功效，方中用大黄、黄芩、栀子以泄热通肠，凉血解毒，为"治下焦热结，不得大便方"。明代张景岳亦是此法治疗便秘的推崇者，他将有"火"之便秘均归为"阳结"范畴，治疗上以苦寒泻下为主，如《景岳全书》云："盖阳结者，邪有余也，宜攻宜泻。"《类经·运气》云："以苦泄之下之，开燥结以通实邪。"

二、调畅气机

秦景明《症因脉治·大便秘结论》云："诸气怫郁，则气壅大肠，而大便乃结"，大肠主传导糟粕，气机升降运动正常是维持其传导功能重要前提，气机郁滞不通，大肠通降失常，无法维持正常的传导功能就会导致便秘产生。故对于气滞型便秘宜采用调畅气机的治疗方法。《太平惠民和剂局方》中不乏此类方药之记载，如顺气宽中，消积滞的三棱煎丸；治疗包括大便秘结在内的诸气痞滞不通病证的木香流气饮等。明代龚廷贤所著《龚廷贤医学全书》中所载"利气丸治一切气滞，心腹满闷疼痛……大小便结滞不快"亦为调气通便之法。需要注意的是，调畅气机不仅仅是调节大肠气机，还应抓住其根本病变脏腑进行治疗，肝气郁结则应疏肝理气，可选用四磨汤、逍遥散等；肺失宣降则应宣降肺气，可选桔梗汤、苏子降气汤等[22]；脾气不运则应行气消痞，可用枳术汤等。

三、补气通便

气是维持脏腑功能正常的重要物质基础，上文提到气滞会导致便秘的产生，同样地，气虚也是导致便秘产生的重要病机之一。《太平惠民和剂局方》中明确提出了"虚劳大便难"的观点，认为"夫虚劳之人，脾肺损弱，谷食减少，气血阻隔，阴阳不和，胃气壅滞，上焦虚热，流注大肠，故令秘涩也"，并单独设立章节论述其治疗方法。张元素《医学启源》中亦指出便秘应分虚秘、实秘，云："凡治脏腑之秘，不可一例治疗，有虚秘，有实秘……胃虚而秘者，厚朴汤宜之。"《金匮翼》中记载的黄芪汤便为补气通便类方药之代表，《证治准绳》中认为黄芪汤"治年高老人大便秘涩……其效如神"。

四、滋养润燥

《金匮要略·妇人产后病脉证治》云："亡津液，胃燥，故大便难。"《鸡峰普济方》云："若高年之人，津液枯燥，无以润养，肠间干涩，气血俱衰，艰于运化。"《冯氏锦囊秘录·秘结》云："苟因热气燥急于下，或因汗多，或利小便，以致津液干涸，不得滑润。亦有血热血燥，如老人产妇,血气虚弱,不能传送大肠,以致大便不利者有焉。"一方面,保持大便通利需要津液适当润泽,大便保持一定的水分才能在肠中运行通畅,若津液亏损,大便失润,则会干燥秘结而难以通行,出现排便困难的表现;另一方面,大肠需要阴血的濡养,才能保持肠道润泽,若阴血不足,大肠失荣,则肠道干枯,大便同样难以通行,出现排便艰涩的表现。故滋养润燥应当包括顾护津液和滋养阴血两个方面。《伤寒论》提出"阳明病,自汗出,若发汗,小便自利者,此为津液内竭,虽硬不可攻之,当须自欲大便,宜蜜煎导而通之"的治疗方法。李东垣在《脾胃论》中有载润肠丸,其中加入当归、麻子仁、白蜜以"润燥、和血"而能"自然通利也"。朱丹溪在《丹溪心法》中提出"燥结血少,不能润泽,理宜养阴"的治疗原则,以当归润燥汤、导滞通幽汤等方治疗。

五、温阳通便

从张仲景开始就已提出"阴结"的概念,后世医家在此基础上对"阴结"的内涵不断补充,李东垣、薛己认为冷秘、虚秘为阴结,张景岳言"阳不足,即阴结也"。无论虚寒还是实寒,皆会导致便秘的发生。阳气不足则大肠失温煦,导致排便动力不足;寒邪内盛则阻碍下焦气机,凝滞糟粕而使大便难行。《素问·至真要大论》云:"寒者热之……治寒以热",对于寒积便秘,通常采用温阳通下法治疗。《金匮要略·腹满寒疝宿食病脉证治第十》云:"跌阳脉微弦,法当腹满,不满者必便难,两胁疼痛,此虚寒从下上也,当以温药服之""胁下偏痛,发热,其脉紧弦,此寒也,以温药下之,宜大黄附子汤。"提出虚寒致大便难的观点,以大黄附子汤泻下寒积,温下法由此确立,并不断发展,如唐代孙思邈于《备急千金要方》创立温脾汤、明代张景岳于《景岳全书》创立济川煎,均为温阳通便法的典型代表。

---------------------------- 参 考 文 献 ----------------------------

[1] 丁克.便秘文献及方药证治规律研究[D].济南:山东中医药大学,2006.
[2] 宋瑞芳.《内经》关于便秘的认识[J].现代中医药,2021,41(1):106-110.
[3] 张海鹏.便秘病证的古今文献研究与学术源流探讨[D].北京:北京中医药大学,2008.
[4] 朱星,王明强.浅谈金元四大家论便秘[J].中医学报,2012,27(6):695-696.
[5] 赵桂新.谈《内经》之回肠[J].中医药学报,2010,38(4):116-118.
[6] 王冰.重广补注黄帝内经素问[M].北京.中医古籍出版社,2015:48.
[7] 林慧光.陈修园对《伤寒论》存津液的发挥[J].福建中医学院学报,2003(1):46-48.
[8] 范从畑,汤景杰,丁晓红.从"肺与大肠相表里"论治慢传输型便秘[J].河南中医,2021,41(5):688-691.
[9] 尹涛,孙睿睿,何昭璇,等.略论"大肠小肠皆属于胃"[J].湖南中医杂志,2016,32(11):138-140.
[10] 王朝军,纪云西."肝与大肠相通"之理论研究及运用初探[J].浙江中医药大学学报,2021,45(4):339-344.
[11] 王敏.董氏奇穴秘要整理[M].沈阳:辽宁科学技术出版社,2017.
[12] 何丰华,刘玉姿,吴晔,等.老年功能性便秘从脾论治理论探讨[J].中国中医基础医学杂志,2015,21(3):321-322,325.
[13] 马祥雪,王凤云,符竣杰,等.从脑肠互动角度探讨脾主运化的物质基础与科学内涵[J].中医杂志,2016,57(12):996-999.
[14] 李锋,张鹏,任秦有,等.肾"主水"理论初探与实践[J].中国中西医结合肾病杂志,2018,19(8):731-732.
[15] 梁星琛,周永学,张小波.基于"肾主水司二便"探讨硝膁通结方对功能性便秘大鼠水通道蛋白表达的影响[J].中华中医药学刊,2018,36(1):57-60.

[16] 郑曼秀.虚秘的古文献整理[D].广州:广州中医药大学,2019.

[17] 刘淑贤,迟莉丽.从"百病生于气"论治慢性便秘[J].山东中医杂志,2021,40(6):559-562,571.

[18] 中国中西医结合学会消化系统疾病专业委员会.功能性便秘中西医结合诊疗共识意见(2017年)[J].中国中西医结合消化杂志,2018,26(1):18-26.

[19] 于永铎,尹玲慧,姚秋园.便秘古代医方荟萃[M].沈阳:辽宁科学技术出版社,2018.

[20] 林乾良.简易效方[M].北京:中国中医药出版社,2012:137.

[21] 李翼,连建伟.方剂学[M].北京:中国中医药出版社,2016.

[22] 赵春江,蔡辉.中医八法治便秘[J].上海中医药杂志,2012,46(6):87-88.

功能性便秘的中西医结合诊疗

第八章　功能性便秘常用的中药和中成药

第一节　中药的应用

杜丽东[1]等采用文献计量学和数据挖掘的基本方法对我国中药治疗便秘研究的研究主题和主要中药进行社会网络分析,共纳入 3 368 篇文献,共报告有 1 044 味中药,其中前20 味分别为当归(出现 1 446 次)、大黄(945 次)、枳实(943 次)、肉苁蓉(880 次)、黄芪(846 次)、厚朴(827 次)、白术(806 次)、火麻仁(799 次)、枳壳(670 次)、桃仁(652 次)、甘草(619 次)、白芍(589 次)、杏仁(579 次)、玄参(557 次)、生地黄(550 次)、麦冬(529 次)、陈皮(524 次)、党参(503 次)、柴胡(402 次)和木香(394 次)。出现次数介于 50~390 的中药分别为郁李仁、炙甘草、莱菔子、黄精、川芎、升麻、槟榔、熟地黄、生大黄、柏子仁、太子参、知母、瓜蒌仁、炙黄芪、熟地黄、麦冬、全瓜蒌、何首乌、黄芩、红花、山药、人参、黄连、乌药、茯苓、芒硝、决明子、生甘草、丹参、瓜蒌、赤芍、鸡内金、香附、炒莱菔子、苦杏仁、蜂蜜、石斛、沙参、元参、玉竹、黑芝麻、女贞子、炒白术、生白芍、锁阳、生黄芪、牛膝、肉桂、制何首乌、桔梗、泽泻、半夏、生姜、大枣、防风、桂枝、黄柏、郁金、天花粉、冰片、诃子、栀子、干姜、芦荟、沉香、番泻叶、寒水石、土木香等。

一、泻下类

1. 大黄[2]

【性味归经】苦,寒。归脾、胃、大肠、肝、心包经。

【功效】泻下攻积,清热泻火,凉血解毒,止血,逐瘀通经,利湿退黄。

【主治】实热积滞便秘,血热吐衄,目赤肿痛,牙龈肿痛,痈肿疔疮,肠痈腹痛,瘀血经闭,产后瘀阻,跌打损伤,湿热痢疾,黄疸尿赤,淋证,水肿,烧烫伤。

【药理作用】大黄能增加肠蠕动,抑制肠内水分吸收,促进排便;大黄有抗感染作用,对多种革兰氏阳性菌、革兰氏阴性菌均有抑制作用,其中最敏感的是葡萄球菌和链球菌,其次是白喉杆菌、伤寒和副伤寒杆菌、肺炎双球菌、痢疾杆菌等;对流感病毒也有抑制作用;由于鞣质所致,故泻后有便秘现象;有利胆和健胃作用。此外,还有止血、保肝、降血压、降血清胆固醇等作用。

【用量用法】煎服,3~15 g。外用适量,研末敷于患处。生大黄泻下力较强,欲攻下者宜生用,入汤剂不宜久煎,或用开水泡服,久煎则泻下力减弱;酒大黄善清上焦血分热毒,用于目赤咽肿,齿龈肿痛;熟大黄泻下力缓,泻火解毒,用于火毒疮疡;大黄炭凉血化瘀止血,用于血热有瘀出血证。

2. 芒硝[2]

【性味归经】咸、苦,寒。归胃、大肠经。

【功效】泻下通便,润燥软坚,清火消肿。

【主治】实热积滞,腹满胀痛,大便燥结,肠痈腹痛,乳痈,痔疮肿痛,咽痛口疮,目赤肿痛。

【药理作用】芒硝所含的主要成分硫酸钠,其硫酸根离子不易被肠壁吸收,存留肠内形成高渗溶液,阻止肠内水分的吸收,使肠内容积增大,引起机械刺激,促进肠蠕动而致泻。

【用量用法】6~12 g,一般不入煎剂,待汤剂煎好后,溶入汤液中服用。外用适量。

3. 番泻叶[2]

【性味归经】甘、苦,寒。归大肠经。

【功效】泻热行滞,通便,利水。

【主治】实热积滞,便秘腹痛,水肿胀满。

【药理作用】番泻叶中含蒽醌衍生物,其泻下作用及刺激性比含蒽醌类之其他泻药更强,因而泻下时可伴有腹痛。其有效成分主要为番泻苷 A、番泻苷 B,经胃、小肠吸收后,在肝中分解,分解产物经血行而兴奋骨盆神经节以收缩大肠,引起腹泻。蒽醌类对多种细菌(葡萄球菌、大肠杆菌等)及皮肤真菌有抑制作用。

【用量用法】煎服,2~6 g,后下,或开水泡服。

4. 芦荟[2]

【性味归经】苦,寒。归肝、胃、大肠经。

【功效】泻下通便,清肝泻火,杀虫疗疳。

【主治】热结便秘,惊痫抽搐,小儿疳积,癣疮。

【药理作用】芦荟蒽醌衍生物具有刺激性泻下作用,伴有显著腹痛和盆腔充血,严重时可引起肾炎。其提取物有抑制 S180 肉瘤和艾氏腹水癌的生长,并对离体蟾蜍心脏有抑制作用。水浸剂对多种皮肤真菌和人型结核杆菌有抑制作用。

【用量用法】2~5 g,宜入丸散。外用适量,研末敷患处。

5. 火麻仁[2]

【性味归经】甘,平。归脾、胃、大肠经。

【功效】润肠通便。

【主治】血虚津亏,肠燥便秘。

【药理作用】具有润滑肠道的作用,同时在肠中遇碱性肠液后产生脂肪酸,刺激肠壁,使蠕动增强,从而达到通便作用。本品还能降血压,以及阻止血脂上升。

【用量用法】煎服,10~15 g。

6. 郁李仁[2]

【性味归经】辛、苦、甘,平。归脾、大肠、小肠经。

【功效】润肠通便,下气利水。

【主治】津枯肠燥,食积气滞,腹胀便秘,水肿,脚气浮肿,小便不利。

【药理作用】具有促进排便,以及抗炎、镇痛作用。

【用量用法】 煎服,6~10 g。

二、补益类

1. 人参[2]

【性味归经】 甘、微苦,微温。归脾、肺、心、肾经。

【功效】 大补元气,复脉固脱,补脾益肺,生津养血,安神益智。

【主治】 气虚欲脱,肢冷脉微,脾虚食少,肺虚喘咳,阳痿宫冷,气虚津伤口渴,内热消渴,气血亏虚,久病虚羸,心气不足,惊悸失眠。

【药理作用】 人参皂苷及注射液具有抗休克作用。人参皂苷能增强消化、吸收功能,提高胃蛋白酶活性,保护胃肠细胞,改善脾虚症状;能促进组织对糖的利用,加速糖的氧化分解以供给能量;能促进大脑对能量物质的利用,增强学习记忆力;能促进造血功能;还能抗疲劳、延缓衰老、抗心肌缺血、抗脑缺血、抗心律失常。人参浸膏、人参皂苷 Rb 可使正常或贫血动物红细胞、白细胞和血红蛋白含量增加。人参多糖和注射液具有提升白细胞作用。人参皂苷 Rg$_2$ 具有强心作用。此外,人参有调节中枢神经兴奋与抑制过程的平衡、增强免疫功能、抗肿瘤、抗辐射、抗应激、降血脂、降血糖和抗利尿等作用。

【用量用法】 煎服,3~9 g;挽救虚脱可用 15~30 g,文火另煎兑服。也可研粉吞服,1 次 2 g,1 日 2 次。

2. 党参[2]

【性味归经】 甘,平。归脾、肺经。

【功效】 补脾益肺,养血生津。

【主治】 脾肺气虚,食少倦怠,咳嗽虚喘,气血不足,面色萎黄,头晕乏力,心悸气短,气津两伤,气短口渴,内热消渴。

【药理作用】 党参水煎醇沉液能调节胃肠运动、抗溃疡。党参水煎液能刺激胃泌素释放。党参多糖能促进双歧杆菌的生长,调节肠道菌群比例失调;能升高外周血血红蛋白,促进脾脏代偿造血功能;还能增强免疫功能。党参皂苷能兴奋呼吸中枢。党参水、醇提液和党参多糖均能改善学习记忆能力,具有益智抗痴呆作用。此外,党参有延缓衰老、抗缺氧、抗辐射、降血糖、调节血脂和抗心肌缺血等作用。

【用量用法】 煎服,9~30 g。

3. 太子参[2]

【性味归经】 甘、微苦,平。归脾、肺经。

【功效】 益气健脾,生津润肺。

【主治】 脾虚体倦,食欲不振,病后虚弱,气阴不足,自汗口渴,肺燥干咳。

【药理作用】 太子参水煎液、多糖、醇提物、皂苷能够增强免疫功能。太子参水提物、75%醇提物、多糖及皂苷具有抗应激、抗疲劳的作用。太子参多糖具有改善记忆,延长寿命作用。太子参水、醇提物能提高小肠吸收功能,并对脾虚模型有治疗作用。此外,太子参有降血糖、降血脂、止咳、祛痰、抗菌、抗病毒、抗炎等作用。

【用量用法】 煎服,9~30 g。

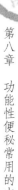

4. 黄芪[2]

【性味归经】 甘,微温。归脾、肺经。

【功效】 补气升阳,益卫固表,利水消肿,生津养血,行滞通痹,托毒排脓,敛疮生肌。

【主治】 气虚乏力,食少便溏,水肿尿少,中气下陷,久泻脱肛,便血崩漏,肺气虚弱,咳喘气短,表虚自汗,内热消渴,血虚萎黄,气血两虚,气虚血滞,半身不遂,痹痛麻木,痈疽难溃,久溃不敛。

【药理作用】 黄芪多糖能促进 RNA 和蛋白质合成,使细胞生长旺盛,寿命延长,并能抗疲劳、耐低温、抗流感病毒。黄芪水煎液、黄芪多糖、黄芪皂苷对造血功能有保护和促进作用。黄芪总皂苷具有正性肌力作用,黄芪总黄酮和黄芪总皂苷能保护缺血缺氧心肌。黄芪水煎液有保护肾脏、消除尿蛋白和利尿作用,并对血压有双向调节作用。此外,黄芪有延缓衰老、抗辐射、抗炎、降血脂、降血糖、增强免疫、抗肿瘤和保肝等作用。

【用量用法】 煎服,9~30 g。益气补中宜蜜炙用,其他方面多生用。

5. 白术[2]

【性味归经】 甘、苦,温。归脾、胃经。

【功效】 补气健脾,燥湿利水,止汗,安胎。

【主治】 脾气虚弱,食少倦怠,腹胀泄泻,痰饮眩悸,水肿,带下,气虚自汗,脾虚胎动不安。

【药理作用】 白术水煎液能促进小鼠胃排空及小肠推进功能,并能防治实验性胃溃疡。白术内酯Ⅰ具有增强唾液淀粉酶活性、促进营养物质吸收、调节胃肠道功能的作用。白术水煎液和流浸膏均有明显而持久的利尿作用。白术多糖、白术挥发油能增强细胞免疫功能。白术水煎液具有延缓衰老作用。白术醇提物与石油醚提取物能抑制实验动物子宫平滑肌收缩。此外,白术有保肝、利胆、降血糖、抗菌、抗肿瘤、镇静、镇咳、祛痰等作用。

【用量用法】 煎服,6~12 g。燥湿利水宜生用,补气健脾宜炒用,健脾止泻宜炒焦用。大剂量白术具有一定的通便作用[3~5]。

6. 甘草[2]

【性味归经】 甘,平。归心、肺、脾、胃经。

【功效】 补脾益气,清热解毒,祛痰止咳,缓急止痛,调和诸药。

【主治】 脾胃虚弱,倦怠乏力,心气不足,心悸气短,脉结代,痈肿疮毒,咽喉肿痛,咳嗽痰多,脘腹、四肢挛急疼痛,缓解药物毒性、烈性。

【药理作用】 甘草次酸和黄酮类成分具有抗心律失常作用。甘草酸类和黄酮类物质是甘草抗溃疡的两大主要活性成分。甘草水提物、甘草次酸、甘草的黄酮部位具有抗幽门螺杆菌作用。甘草水煎液、甘草浸膏、甘草素、异甘草素、甘草总黄酮等均可降低肠管紧张度,减少收缩幅度,具有解痉作用。甘草酸、甘草次酸及甘草的黄酮类化合物具有镇咳、祛痰、平喘作用。此外,甘草有抗利尿、降血脂、保肝和类似肾上腺皮质激素样作用。

【用量用法】 煎服,2~10 g。清热解毒宜生用,补中缓急、益气复脉宜蜜炙用。

7. 蜂蜜[2]

【性味归经】 甘,平。归肺、脾、大肠经。

【功效】 补中,润燥,止痛,解毒;外用生肌敛疮。

【主治】脾气虚弱,脘腹挛急疼痛,肺燥干咳,肠燥便秘,解乌头类药毒,疮疡不敛,水火烫伤。

【药理作用】蜂蜜有促进实验动物小肠推进运动的作用,能显著缩短排便时间;能增强体液免疫功能;对多种细菌有抑杀作用(温度过高,或中性条件下加热,则使其抗菌力大大减弱或消失);具有解毒作用,以多种形式使用均可减弱乌头毒性,以加水同煎解毒效果最佳;能减轻化疗药物的毒副作用;有加速肉芽组织生长,促进创伤组织愈合作用。此外,还有保肝、降血糖、降血脂、降血压等作用。

【用量用法】入煎剂,15~30 g,冲服。外用适量。

8. 肉苁蓉[2]

【性味归经】甘、咸,温。归肾、大肠经。

【功效】补肾阳,益精血,润肠通便。

【主治】肾阳不足,精血亏虚,阳痿不孕,腰膝酸软,筋骨无力,肠燥便秘。

【药理作用】肉苁蓉对阳虚和阴虚动物的肝、脾核酸含量下降和升高有调整作用。有激活肾上腺、释放皮质激素的作用,可增强下丘脑-垂体-卵巢的促黄体功能,提高垂体对LRH的反应性及卵巢对LH的反应性,且不影响自然生殖周期的内分泌平衡。肉苁蓉乙醇提取物在体外温育体系中能显著抑制大鼠脑、肝、心、肾、睾丸组织匀浆过氧化脂质的生成,并呈良好的量效关系。

【用量用法】煎服,6~10 g。

9. 锁阳[2]

【性味归经】甘,温。归肝、肾、大肠经。

【功效】补肾阳,益精血,润肠通便。

【主治】肾阳不足,精血亏虚,腰膝痿软,阳痿滑精,肠燥便秘。

【药理作用】锁阳有抑制雄性性腺发育,降低雄性激素水平的作用,且对糖皮质激素具有双相调节作用;能显著增强小鼠小肠的肠蠕动,且能明显缩短小鼠通便时间;水煎剂能显著抑制应激性溃疡,也能使小鼠力竭游泳时间明显延长,降低血乳酸指数和MDA含量,以及提高小鼠骨骼肌组织SOD和GSH-Px的活力。此外,锁阳还具有防治骨质疏松、调节免疫、抗氧化、延缓衰老等作用。

【用量用法】煎服,5~10 g。

10. 当归[2]

【性味归经】甘、辛,温。归肝、心、脾经。

【功效】补血活血,调经止痛,润肠通便。

【主治】血虚萎黄,眩晕心悸,血虚、血瘀之月经不调,经闭痛经,虚寒腹痛,风湿痹痛,跌扑损伤,痈疽疮疡,血虚肠燥便秘。

【药理作用】本品挥发油能对抗肾上腺素-垂体后叶素或组胺对子宫的兴奋作用;水或醇溶性非挥发性物质对离体子宫有兴奋作用,醇溶性物质比水溶性物质作用强;水浸液能显著促进小鼠血红蛋白及红细胞的生成,当归及阿魏酸钠有明显的抗血栓作用;本品浸膏有扩张离体豚鼠冠状动脉,增加冠状动脉血流量作用,对实验性心肌缺血有明显保护作用。此外,本品有增强机体免疫、抑制炎症后期肉芽组织增生、抗脂质过氧化、抗肿瘤、抗菌、抗辐射等作用。

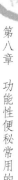

【用量用法】煎服,6~12 g。生当归质润,长于补血,调经,润肠通便,常用于血虚证、血虚便秘、痈疽疮疡等。酒当归功善活血调经,常用于血瘀经闭、痛经,风湿痹痛,跌扑损伤等。且传统认为,当归身偏于补血,当归头偏于止血,当归尾偏于活血,全当归偏于和血(补血活血)。

11. 熟地黄[2]

【性味归经】甘,微温。归肝、肾经。

【功效】补血滋阴,益精填髓。

【主治】血虚萎黄,心悸怔忡,月经不调,崩漏下血,肝肾阴虚,腰膝酸软,骨蒸潮热,盗汗遗精,内热消渴,肝肾不足,精血亏虚,眩晕耳鸣,须发早白。

【药理作用】本品水煎液能促进失血性贫血小鼠红细胞、血红细胞的恢复,地黄煎剂具有对抗地塞米松对垂体-肾上腺皮质系统的抑制作用,并能促进肾上腺皮质激素的合成;醇提物能增强免疫功能,促进血凝和强心的作用。此外,本品还有降血糖、防治骨质疏松、调节免疫、延缓衰老、抗焦虑、改善学习记忆等作用。

【用量用法】煎服,9~15 g。

12. 白芍[2]

【性味归经】苦、酸,微寒。归肝、脾经。

【功效】养血调经,敛阴止汗,柔肝止痛,平抑肝阳。

【主治】血虚萎黄,月经不调,崩漏,自汗,盗汗,胁肋脘腹疼痛,四肢挛急疼痛,肝阳上亢,头痛眩晕。

【药理作用】煎服,6~15 g。平抑肝阳、敛阴止汗多生用,养血调经、柔肝止痛多炒用或酒炒用。

【用量用法】本品总皂苷有抗肾损伤、抗肝损伤、抗脑缺血的作用,水煎液具有镇静、抗抑郁、调节胃肠功能的作用,两者均有调节免疫、抗炎等作用。水煎液对醋酸引起的扭体反应有明显的镇痛作用,芍药苷具有较好的解痉作用。

13. 何首乌[2]

【性味归经】苦、甘、涩,微温。归肝、心、肾经。

【功效】制何首乌:补肝肾,益精血,乌须发,强筋骨,化浊降脂;生何首乌:解毒,消痈,截疟,润肠通便。

【主治】血虚萎黄,眩晕耳鸣,须发早白,腰膝酸软,肢体麻木,崩漏带下,高脂血症,疮痈、瘰疬,风疹瘙痒,久疟体虚,肠燥便秘。

【药理作用】生何首乌有促进肠管运动和轻度泻下作用。此外,还有抗氧化、抗炎、抗菌、抗病毒、抗癌、抗诱变、保肝、降血脂、抗动脉粥样硬化、提高记忆等作用。制何首乌能增加老年小鼠和青年小鼠脑和肝中蛋白质含量,抑制脑和肝组织中的 B 型单胺氧化酶活性;抑制老年小鼠的胸腺萎缩,提高老年机体胸腺依赖的免疫功能,抗骨质疏松作用,对抗环磷酰胺的免疫抑制作用;降低急性高脂血症模型家兔的高胆固醇,使之恢复正常水平。

【用量用法】煎服,制何首乌6~12 g,生何首乌3~6 g。

14. 南沙参[2]

【性味归经】甘,微寒。归肺、胃经。

【功效】 养阴清肺,益胃生津,化痰,益气。

【主治】 肺热燥咳,阴虚劳嗽,干咳痰黏,胃阴不足,食少呕吐,气阴不足,烦热口干。

【药理作用】 南沙参多糖具有抗辐射、延缓衰老、提高记忆、抗肝损伤及清除自由基的作用;南沙参乙醇提取物和乙酸乙酯提取物有镇咳祛痰作用;南沙参水提取物具有抗炎作用;南沙参水提物和多糖具有免疫调节作用,并有一定的抗肿瘤作用。

【用量用法】 煎服,9~15 g。

15. 麦冬[2]

【性味归经】 甘、微苦,微寒。归心、肺、胃经。

【功效】 养阴润肺,益胃生津,清心除烦。

【主治】 肺燥干咳,阴虚劳嗽,喉痹咽痛,胃阴不足,津伤口渴,内热消渴,肠燥便秘,心阴虚及温病热扰心营,心烦失眠。

【药理作用】 麦冬能增强网状内皮系统吞噬能力,升高外周白细胞;也能增强垂体肾上腺皮质系统作用,提高机体适应性。麦冬多糖可以促进体液免疫和细胞免疫,并诱生多种细胞因子,通过增强免疫功能发挥抗癌作用;还对脑缺血损伤有抗缺氧保护作用。麦冬总皂苷有抗心律失常的作用,并能改善心肌收缩力,改善左心室功能与抗休克作用;也具有明显的抗炎活性。麦冬多糖和总皂苷有降血糖作用。麦冬水煎液还有镇静、催眠、改善血液流变性和抗凝血的作用。

【用量用法】 煎服,6~12 g。传统认为本品清养肺胃之阴多去心用,滋阴清心大多连心用。

16. 黄精[2]

【性味归经】 甘,平。归脾、肺、肾经。

【功效】 补气养阴,健脾,润肺,益肾。

【主治】 脾胃气虚,体倦乏力,胃阴不足,口干食少,肺虚燥咳,劳嗽咳血,精血不足,腰膝酸软,须发早白,内热消渴。

【药理作用】 黄精多糖能提高淋巴细胞的转化率,增加蛋白激酶活性,提高心肌细胞 cAMP 的水平,提高学习记忆能力,改善脑功能以延缓衰老,防治动脉粥样硬化(atherosclerosis, AS)和肝脂肪浸润;黄精水提液能显著降低甘油三酯和总胆固醇;黄精能够抑制肝糖原酶解而降糖;黄精多糖能对抗^{60}Co 所致小鼠外周血白细胞及血小板总数的减少。黄精能够抑制体外自发和诱导的脂质过氧化产物丙二醛的生成,直接清除氧自由基。黄精水提液在体外对伤寒杆菌、金黄色葡萄球菌及多种致病真菌均有抑制作用。

【用量用法】 煎服,9~15 g。

17. 黑芝麻[2]

【性味归经】 甘,平。归肝、肾、大肠经。

【功效】 补肝肾,益精血,润肠燥。

【主治】 精血亏虚,头晕眼花,耳鸣耳聋,须发早白,病后脱发,肠燥便秘。

【药理作用】 黑芝麻有延缓衰老作用,可使实验动物的衰老现象推迟发生;所含亚油酸可降低血中胆固醇含量,减轻主动脉病变,有防治动脉硬化作用;可使实验动物的肾上腺皮质功能受到某种程度的抑制;可降血糖,并增加肝脏及肌肉中糖原含量,但大剂量下可使糖

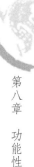

原含量下降;所含脂肪油能滑肠通便。

【用量用法】煎服,9~15 g。

三、理气类

1. 陈皮[2]

【性味归经】苦、辛,温。归脾、肺经。

【功效】理气健脾,燥湿化痰。

【主治】脾胃气滞、湿阻之脘腹胀满,食少吐泻,呕吐,呃逆,湿痰寒痰,咳嗽痰多,胸痹。

【药理作用】陈皮水煎液对唾液淀粉酶活性有明显的促进作用,能抑制家兔离体十二指肠的自发活动,使收缩降低,紧张性下降;对离体、在体胃及肠运动均有直接抑制作用。挥发油能松弛豚鼠离体支气管平滑肌。水提物和挥发油均能阻断氯乙酰胆碱、磷酸组胺引起的支气管平滑肌收缩痉挛,有平喘、镇咳的作用。挥发油还有刺激性祛痰作用,主要有效成分为柠檬烯。本品还有升血压、抗血小板聚集、抗氧化、延缓衰老、强心、抗休克、抗过敏、抗肿瘤、抑菌、避孕、抗紫外线辐射、杀虫等作用。

【用量用法】煎服,3~10 g。

2. 枳实[2]

【性味归经】苦、辛、酸,微寒。归脾、胃经。

【功效】破气消积,化痰散痞。

【主治】积滞内停,痞满胀痛,泻痢后重,大便不通,痰阻气滞,胸痹,结胸,脏器下垂。

【药理作用】枳实调节胃肠运动,微量枳实煎剂可明显降低肠平滑肌的活动,小量对肠平滑肌有抑制作用,能缓解乙酰胆碱或氯化钡所致的小肠痉挛;对胃肠道平滑肌有兴奋作用,可使胃底平滑肌的张力明显升高,有促进胃运动、加速胃排空的作用。其中黄酮苷对大鼠离体肠平滑肌的收缩呈抑制作用,挥发油则呈先兴奋后抑制作用。还具有抗溃疡作用、利胆作用等。此外,尚有调节子宫机能,升血压、强心、抗氧化、抗菌、镇痛、护肝、降血糖、降血脂、抗血栓、抗休克、利尿、抗过敏等作用。

【用量用法】煎服,3~10 g。炒后性较平和。

3. 枳壳[2,3]

【性味归经】苦、辛、酸,微寒。归脾、胃经。

【功效】理气宽中,行滞消胀。

【主治】胸胁气滞,胀满疼痛,食积不化,痰饮内停,脏器下垂。

【药理作用】枳壳对胃肠平滑肌呈双相调节作用,既兴奋胃肠,使其蠕动增强,又有降低胃肠平滑肌张力和解痉作用;枳壳具有松弛奥狄括约肌、收缩胆囊、促进胆汁分泌和排泄等功能。此外,还具有升血压、抗休克、抗血栓、降血脂、抗肿瘤等作用。

【用量用法】煎服,3~10 g。

4. 木香[2]

【性味归经】辛、苦,温。归脾、胃、大肠、三焦、胆经。

【功效】行气止痛,健脾消食。

【主治】脾胃气滞,脘腹胀痛,食积不消,不思饮食,泻痢后重,胸胁胀痛,黄疸,疝气疼痛。

【药理作用】木香超临界提取物对盐酸-乙醇型急性胃溃疡具有显著的抑制作用,对小鼠利舍平型胃溃疡和大鼠醋酸损伤型慢性胃溃疡也有明显的抑制作用。超临界提取液及水煎物能促进健康人胃的生长抑素的分泌,水煎液能促进胃肠运动。煨木香具有显著的抗腹泻作用。木香挥发油、醇提物、乙醚提取物有抑菌作用;醇提物有抗炎作用。此外,还有抗肿瘤、扩张血管、抑制血小板聚集等作用。

【用量用法】煎服,3~6 g。生用行气力强;煨用实肠止泻,用于泄泻腹痛。

5. 乌药[2]

【性味归经】辛,温。归肺、脾、肾、膀胱经。

【功效】行气止痛,温肾散寒。

【主治】寒凝气滞,胸腹胀痛,气逆喘急,疝气疼痛,经寒腹痛,肾阳不足,膀胱虚冷,遗尿尿频。

【药理作用】本品对胃肠道平滑肌有兴奋和抑制的双向调节作用,能促进消化液的分泌;还具有抗病毒、抑菌、抗肿瘤、兴奋心肌、改善中枢神经系统功能、抗炎镇痛、防治糖尿病肾病、保护肝脏、调节凝血功能等药理作用。

【用量用法】煎服,6~10 g。

四、化湿类

1. 厚朴[2]

【性味归经】苦、辛,温。归脾、胃、肺、大肠经。

【功效】燥湿,行气,消积,消痰平喘。

【主治】湿滞伤中,脘痞吐泻,食积气滞,腹胀便秘,痰饮喘咳。

【药理作用】厚朴煎剂对肺炎球菌、白喉杆菌、溶血性链球菌、枯草球菌、志贺痢疾杆菌、施氏痢疾杆菌、金黄色葡萄球菌、炭疽杆菌及若干皮肤真菌均有抑制作用。厚朴碱、异厚朴酚有明显的中枢性肌肉松弛作用。厚朴碱、木兰箭毒碱能松弛横纹肌。对于肠管,小剂量可出现兴奋,大剂量则为抑制。厚朴酚对实验性胃溃疡有防治作用。厚朴有降血压作用,降血压时反射性地引起呼吸兴奋,心率增加。

【用量用法】煎服,3~10 g。

2. 茯苓[2]

【性味归经】甘、淡,平。归心、肺、脾、肾经。

【功效】利水渗湿,健脾,宁心安神。

【主治】水肿尿少,痰饮眩悸,脾虚食少,便溏泄泻,心神不安,惊悸失眠。

【药理作用】茯苓煎剂、糖浆剂、醇提取物、乙醚提取物,分别具有利尿、镇静、抗肿瘤、增加心肌收缩力的作用。茯苓多糖有增强免疫功能的作用。本品还有护肝、降血糖、延缓衰老、抗胃溃疡作用。

【用量用法】煎服,10~15 g。

五、活血类

1. 川芎[2]

【性味归经】 辛,温。归肝、胆、心包经。

【功效】 活血行气,祛风止痛。

【主治】 血瘀气滞,胸痹心痛,胸胁刺痛,跌扑肿痛,月经不调,经闭痛经,癥瘕腹痛,头痛,风湿痹痛。

【药理作用】 川芎嗪能扩张冠状动脉,增加冠状动脉血流量;扩张脑血管,降低血管阻力,显著增加脑及肢体血流量,改善微循环;能降低血小板表面活性,抑制血小板凝集,预防血栓的形成。川芎总生物碱、川芎嗪能降低麻醉犬的外周血管阻力,有显著而持久的降血压作用;能显著增加肾血流,延缓慢性肾损害;扩张支气管平滑肌。阿魏酸大剂量能抑制子宫平滑肌。挥发油、水煎剂有镇静作用。川芎哚有镇痛效应。

【用量用法】 煎服,3~10 g。

2. 丹参[2]

【性味归经】 苦,微寒。归心、肝经。

【功效】 活血祛瘀,通经止痛,清心除烦,凉血消痈。

【主治】 瘀血阻滞之月经不调,痛经经闭,产后腹痛,血瘀胸痹心痛,脘腹胁痛,癥瘕积聚,跌打损伤,热痹疼痛,疮痈肿痛,心烦不眠。

【药理作用】 丹参能抗心律失常,扩张冠状动脉,增加冠状动脉血流量,调节血脂,抗动脉粥样硬化;能改善微循环,提高耐缺氧能力,保护心肌;可扩张血管,降血压;能降低血液黏度,抑制血小板聚集,对抗血栓形成;能保护肝细胞损伤,促进肝细胞再生,有抗肝纤维化作用;能改善肾功能、保护缺血性肾损伤。此外,丹参还有一定的有镇静、镇痛、抗炎、抗过敏作用。脂溶性的丹参酮类物质有抗肿瘤作用。丹参总提取物有一定的抗疲劳作用。

【用量用法】 煎服,10~15 g。活血化瘀宜酒炙用。

3. 红花[2]

【性味归经】 辛,温。归心、肝经。

【功效】 活血通经,散瘀止痛。

【主治】 瘀血阻滞之经闭,痛经,恶露不行,瘀滞腹痛,胸痹心痛,胸胁刺痛,癥瘕痞块,跌扑损伤,疮疡肿痛,热郁血瘀,斑疹色暗。

【药理作用】 红花黄色素能扩张冠状动脉、改善心肌缺血;能扩张血管、降血压;能对抗心律失常;能抑制血小板聚集,增强纤维蛋白溶解,降低全血黏度;对中枢神经系统有镇痛、镇静和抗惊厥作用。红花注射液、醇提物、红花苷能显著提高耐缺氧能力。红花煎剂对子宫和肠道平滑肌有兴奋作用。此外,红花醇提物和水提物有抗炎作用。

【用量用法】 煎服,3~10 g。

4. 桃仁[2]

【性味归经】 苦、甘,平。归心、肝、大肠经。

【功效】 活血祛瘀,润肠通便,止咳平喘。

【主治】瘀血阻滞之经闭痛经,产后腹痛,癥瘕痞块,跌扑损伤,肺痈,肠痈,肠燥便秘,咳嗽气喘。

【药理作用】桃仁提取液能明显增加脑血流量,降低血管阻力。桃仁水提物、苦杏仁苷、桃仁脂肪能抑制血小板聚集。桃仁水煎剂及提取物有镇痛、抗炎、抗菌、抗过敏作用。桃仁提取液能抗肺纤维化。苦杏仁苷有镇咳平喘及抗肝纤维化的作用。

【用量用法】煎服,5~10 g。

5. 牛膝[2]

【性味归经】苦、甘、酸,平。归肝、肾经。

【功效】逐瘀通经,补肝肾,强筋骨,利尿通淋,引血下行。

【主治】瘀血阻滞之经闭,痛经,胞衣不下,跌扑伤痛,腰膝酸痛,筋骨无力,淋证,水肿,小便不利,气火上逆之吐血衄血、牙痛口疮,阴虚阳亢之头痛眩晕。

【药理作用】牛膝总皂苷对子宫平滑肌有明显的兴奋作用,可降低大鼠血压,改善大鼠脑卒中后的神经症状;怀牛膝苯提取物有明显的抗生育、抗着床及抗早孕的作用;齐墩果酸具有保肝、护肝、强心等作用。牛膝多糖能增强免疫、抑制肿瘤转移、升高白细胞和保护肝脏,并能提高记忆力和耐力。怀牛膝能降低大鼠全血黏度、红细胞压积、红细胞聚集指数,并有抗凝作用。蜕皮甾酮有降血脂作用,并能明显降血糖。

【用量用法】煎服,5~12 g。活血通经、利尿通淋、引血(火)下行宜生用,补肝肾、强筋骨宜酒炙用。

六、化痰类

1. 瓜蒌[2]

【性味归经】甘、微苦,寒。归肺、胃、大肠经。

【功效】清热涤痰,宽胸散结,润燥滑肠。

【主治】肺热咳嗽,痰浊黄稠,胸痹心痛,结胸痞满,肺痈,肠痈,乳痈,大便秘结。

【药理作用】瓜蒌中分离得到的氨基酸具有良好的祛痰效果,所含天门冬氨酸能促进细胞免疫,有利于减轻炎症,减少分泌物,并使痰液黏度下降而易于咳出。煎剂或浸剂对多种革兰氏阳性菌和阴性菌均有抑制作用,对某些皮肤真菌也有抑制作用。醇提物能明显降低胃酸分泌和胃酸浓度,抑制溃疡形成。瓜蒌能扩张冠状动脉,增加冠状动脉流量,较大剂量时,能抑制心脏,降低心肌收缩力,减慢心率,能延长缺氧动物生存时间,提高动物耐缺氧能力。所含栝楼酸能抑制血小板凝集,全瓜蒌有较强的抗癌作用。水提物可使血糖先上升后下降,最后复原,对肝糖原、肌糖原无影响。

【用量用法】煎服,9~15 g。

2. 苦杏仁[2]

【性味归经】苦,微温;有小毒。归肺、大肠经。

【功效】降气止咳平喘,润肠通便。

【主治】咳嗽气喘,胸满痰多,肠燥便秘。

【药理作用】苦杏仁生品及各种炮制品所含之有效成分苦杏仁苷,在体内分解的氢氰酸

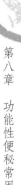

能抑制呼吸中枢而起到镇咳、平喘作用,使呼吸加深,咳嗽减轻,痰易咯出。苦杏仁分解的苯甲醛可抑制胃蛋白酶活性而影响消化功能。苦杏仁油体外实验对蛔虫、钩虫、蛲虫及伤寒杆菌、副伤寒杆菌有抑制作用。此外,苦杏仁还有抗炎、镇痛、增强机体细胞免疫、抗消化性溃疡、抗肿瘤、抗脑缺血、降血糖等作用。

【用量用法】 煎服,5~10 g。生品入煎剂宜后下。

七、清热类

1. 知母[2]

【性味归经】 苦、甘,寒。归肺、胃、肾经。

【功效】 清热泻火,滋阴润燥。

【主治】 外感热病,高热烦渴,肺热咳嗽,阴虚燥咳,骨蒸潮热,内热消渴,阴虚肠燥便秘。

【药理作用】 知母浸膏有解热作用,能防止大肠杆菌所致家兔高热且作用持久。有抑制血小板聚集、降血糖、抗炎、利尿、祛痰、抗菌、抗癌、抗溃疡、改善学习记忆能力、保护脑缺血性损伤等作用。所含皂苷能明显降低甲状腺素造成的耗氧率增高,抑制 Na^+-K^+-ATP 酶活性;还能调整 β-肾上腺受体及 M-胆碱能受体的相互关系。

【用量用法】 煎服,6~12 g。本品清热泻火宜生用,滋阴降火宜盐水炙用。

2. 决明子[2]

【性味归经】 甘、苦、咸,微寒。归肝、大肠经。

【功效】 清肝明目,润肠通便。

【主治】 目赤涩痛,羞明多泪,目暗不明,头痛眩晕,肠燥便秘。

【药理作用】 本品具有降血脂和抗动脉粥样硬化作用,可降低实验动物总胆固醇和甘油三酯,抑制动脉粥样硬化斑块形成。决明子水浸出液、醇浸出液有降血压作用。决明子粉、煎剂及流浸膏均有泻下和抗菌作用。决明子醇提物具有保肝作用,对实验动物血清 AST、ALT 的升高有降低作用。决明子水煎剂具有减肥作用,能抑制营养性肥胖大鼠体质量的增加,改善胰岛素抵抗,但不影响食欲。本品还具有抑菌、保肝、肾保护、抗血小板聚集、抗氧化活性、改善学习记忆能力等作用。

【用量用法】 煎服,9~15 g。用于润肠通便,不宜久煎。

3. 黄芩[2]

【性味归经】 苦,寒。归肺、胆、脾、大肠、小肠经。

【功效】 清热燥湿,泻火解毒,止血,安胎。

【主治】 湿温暑湿、胸闷呕恶,湿热痞满、泻痢、黄疸,肺热咳嗽,高热烦渴,痈肿疮毒,血热出血,胎热胎动不安。

【药理作用】 黄芩煎剂体外对金黄色葡萄球菌、溶血性链球菌、肺炎双球菌等革兰氏阳性菌,以及大肠杆菌、痢疾杆菌、绿脓杆菌等革兰氏阴性菌均有不同程度的抑制作用。黄芩煎剂、水浸出物体外对甲型流感病毒、乙型肝炎病毒亦有抑制作用。黄芩苷、黄芩苷元对急、慢性炎症均有抑制作用,并能降低毛细血管的通透性,减少过敏介质的释放,具有显著抗过敏作用。黄芩水煎醇沉液、黄芩苷、黄芩总黄酮等具有明显的解热作用。此外,还具有镇静、保肝、利胆、降血糖、降血压、扩张血管、抗动脉粥样硬化、降血脂、抗氧化、护肝等作用。

【用量用法】 煎服,3~10 g。清热泻火、解毒宜生用,安胎多炒用,清上焦热酒炙用,止血宜炒炭用。传统上,黄芩分为枯芩与子芩,枯芩(片芩)为生长年久的宿根,中空而枯,体轻主浮,善清上焦肺火,主治肺热咳嗽痰黄;子芩(条芩)为生长年少的子根,体实而坚,质重主降,善清大肠之火、泻下焦湿热,主治湿热泻痢、黄疸尿赤。

4. 黄连[2]

【性味归经】 苦,寒。归心、脾、胃、肝、胆、大肠经。

【功效】 清热燥湿,泻火解毒。

【主治】 湿热痞满,呕吐,泻痢,高热神昏,心火亢盛,心烦不寐,心悸不宁,血热吐衄,胃热呕吐吞酸、消渴,胃火牙痛,痈肿疔疮,目赤肿痛,口舌生疮,湿疹湿疮,耳道流脓。

【药理作用】 黄连、小檗碱对金黄色葡萄球菌、肺炎双球菌、痢疾杆菌、霍乱弧菌,以及肺炎杆菌、百日咳杆菌、白喉杆菌均有一定的抑制作用;小檗碱对各型流感病毒均有明显抑制作用;黄连对蓝色毛菌、絮状表皮癣菌等皮肤真菌,以及巴马汀、药根碱等对白色念珠菌等均有显著抑制作用;黄连、小檗碱、黄连碱、药根碱等均有显著抗炎作用;黄连、小檗碱均有解热作用;黄连、小檗碱均有抗实验性胃溃疡,抑制胃液分泌,保护胃黏膜的作用;黄连水煎液、小檗碱均能抗糖尿病,具有降血糖作用。此外,还具有强心、抗心肌缺血、抗动脉粥样硬化、抗心律失常、降血压、抗血小板聚集、抗肿瘤、降血脂等作用。

【用量用法】 煎服,2~5 g。外用适量。黄连生用功能清热燥湿,泻火解毒;酒黄连善清上焦火热,多用于目赤肿痛、口舌生疮;姜黄连善清胃和胃止呕,多用治寒热互结,湿热中阻,痞满呕吐;萸黄连功善疏肝和胃止呕,多用治肝胃不和之呕吐吞酸。

5. 生地黄[2]

【性味归经】 甘,寒。归心、肝、肾经。

【功效】 清热凉血,养阴生津。

【主治】 热入营血,温毒发斑,血热出血,热病伤阴,舌绛烦渴,内热消渴,阴虚发热,骨蒸劳热,津伤便秘。

【药理作用】 生地黄煎剂能抑制大剂量甲状腺素所致的 β-肾上腺素受体兴奋,增强 M-胆碱受体-cGMP 系统功能,提高血浆 cAMP 含量水平,并显著拮抗地塞米松造成的肾上腺皮质萎缩及功能下降,提高血浆皮质酮水平。地黄浸剂、醇浸膏及地黄苷均有一定的降血糖作用。地黄苷、地黄低聚糖可增强体液免疫和细胞免疫功能。此外,还具有抗胃溃疡、促进造血、止血、降血压、抗骨质疏松,对脑缺血、脑损伤及神经衰弱具有保护等作用。

【用量用法】 煎服,10~15 g。

6. 玄参[2]

【性味归经】 甘、苦、咸,微寒。归肺、胃、肾经。

【功效】 清热凉血,滋阴降火,解毒散结。

【主治】 热入营血,温毒发斑,热病伤阴,舌绛烦渴,津伤便秘,骨蒸劳嗽,目赤肿痛,咽喉肿痛,白喉,瘰疬,痈肿疮毒。

【药理作用】 本品对金黄色葡萄球菌、白喉杆菌、伤寒杆菌、乙型溶血性链球菌、绿脓杆菌、福氏痢疾杆菌、大肠杆菌、须毛癣菌、絮状表皮癣菌、羊毛状小芽孢菌和星形诺卡菌均有

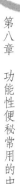

一定抑制作用。玄参对多种炎症反应均有抑制作用,一般认为抗炎活性成分为哈巴苷、哈巴酯苷。此外,还具有扩张冠状动脉、降血压、保肝、增强免疫、抗氧化、抗动脉粥样硬化等作用。

【用量用法】煎服,9~15 g。

7. 赤芍[2]

【性味归经】苦、微寒。归肝经。

【功效】清热凉血,散瘀止痛。

【主治】热入营血,温毒发斑,血热吐衄,目赤肿痛,痈肿疮疡,肝郁胁痛,经闭痛经,癥瘕腹痛,跌扑损伤。

【药理作用】芍药苷对不同佐剂诱发的关节炎有显著的抑制作用,并能改善 IgE 复合体诱异的过敏炎症反应;芍药苷有解热镇痛、镇静等作用;丹皮酚等多元酚类具有抗血小板聚集、抗血栓形成、抗心肌缺血、改善微循环等作用。此外,还具有保肝护肝、抗胃溃疡、调节免疫、抗氧化、抗肿瘤、抗抑郁、保护神经细胞、改善学习记忆等作用。

【用量用法】煎服,6~12 g。

八、消食类

1. 莱菔子[2]

【性味归经】辛、甘,平。归脾、胃、肺经。

【功效】消食除胀,降气化痰。

【主治】饮食停滞,脘腹胀痛,大便秘结,积滞泻痢,痰壅气逆,喘咳痰多,胸闷食少。

【药理作用】莱菔子能增强离体兔回肠节律性收缩和抑制小鼠胃排空。还有祛痰、镇咳、平喘、改善排尿功能、降低胆固醇、防止动脉硬化等作用。

【用量用法】煎服,5~12 g。生用吐风痰,炒用消食下气化痰。

2. 鸡内金[2]

【性味归经】甘,平。归脾、胃、小肠、膀胱经。

【功效】健胃消食,涩精止遗,通淋化石。

【主治】食积不消,呕吐泻痢,小儿疳积,遗精,遗尿,石淋涩痛,胆胀胁痛。

【药理作用】口服鸡内金粉剂后,胃液分泌量、酸度和消化力均有提高,胃运动机能明显增强,胃排空速率加快;体外实验能增强胃蛋白酶、胰脂肪酶活性。动物实验可加强膀胱括约肌收缩,减少尿量,改善睡眠。

【用量用法】煎服,3~10 g;研末服,每次 1.5~3 g。研末服效果优于煎剂。

九、安神类

1. 柏子仁[2]

【性味归经】甘,平。归心、肾、大肠经。

【功效】养心安神,润肠通便,止汗。

【主治】阴血不足,虚烦失眠,心悸怔忡,肠燥便秘,阴虚盗汗。

【药理作用】柏子仁醇法提取物有延长慢波睡眠期作用;柏子仁石油醚提取物对鸡胚背根神经节突起的生长有轻度促进作用;柏子仁乙醇提取物对前脑基底核破坏的小鼠被动回避学习有改善作用。

【用量用法】煎服,3~10 g。

十、驱虫类

1. 槟榔[2]

【性味归经】苦、辛,温。归胃、大肠经。

【功效】杀虫,消积,行气,利水,截疟。

【主治】绦虫病,蛔虫病,姜片虫病,虫积腹痛,食积气滞,腹胀便秘,泻痢后重,水肿,脚气肿痛,疟疾。

【药理作用】槟榔能引起绦虫虫体弛缓性麻痹,触之则虫体伸长而不易断,故能把全虫驱出;槟榔碱对猪肉绦虫有较强的麻痹作用,能使全虫各部都麻痹,对牛肉绦虫仅能使头节和未成熟节片麻痹。槟榔对蛲虫、蛔虫、钩虫、肝吸虫、血吸虫均有麻痹或驱杀作用,对皮肤真菌、流感病毒、幽门螺杆菌均有抑制作用;槟榔碱有拟胆碱作用,兴奋胆碱受体,促进唾液、汗腺分泌,增加肠蠕动,减慢心率,降血压,滴眼可使瞳孔缩小。

【用量用法】煎服,3~10 g;驱绦虫、姜片虫30~60 g。生用力佳,炒用力缓;焦槟榔功能消食异滞,用于食积不消,泻痢后重。

第二节 中成药的应用

一、麻仁润肠丸

【组成】火麻仁、炒苦杏仁、大黄、木香、陈皮、白芍。

【治法】润肠通便。

【适应证】肠胃积热,胸腹胀满,大便秘结。

【用法与用量】口服,一次1~2丸,一日2次。

二、麻仁丸

【组成】火麻仁、苦杏仁、大黄、枳实(炒)、姜厚朴、炒白芍。

【治法】润肠通便。

【适应证】肠热津亏所致的便秘,症见大便干结难下、腹部胀满不舒;习惯性便秘见上述证候者。

【用法与用量】口服。水蜜丸一次6 g,小蜜丸一次9 g,大蜜丸一次1丸,一日1~2次。

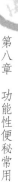

三、麻仁润肠软胶囊

【组成】 火麻仁、苦杏仁（去皮炒）、大黄、木香、陈皮、白芍。
【治法】 润肠通便。
【适应证】 肠燥便秘。
【用法与用量】 口服，一次 8 粒，一日 2 次，年老、体弱者酌情减量使用。

四、麻仁滋脾丸

【组成】 大黄（制）、火麻仁、当归、姜厚朴、炒苦杏仁、麸炒枳实、郁李仁、白芍。
【治法】 润肠通便，消食导滞。
【适应证】 胃肠积热、肠燥津伤所致的大便秘结、胸腹胀满、饮食无味、烦躁不宁、舌红少津。
【用法与用量】 口服。一次 1 丸，一日 2 次。

五、黄连上清片

【组成】 黄连、栀子、连翘、炒蔓荆子、防风、荆芥穗、白芷、黄芩、菊花、薄荷、大黄、黄柏、桔梗、川芎、石膏、旋覆花、甘草。
【治法】 散风清热，泻火止痛。
【适应证】 风热上攻、肺胃热盛所致的头晕目眩、暴发火眼、牙齿疼痛、口舌生疮、咽喉肿痛、耳痛耳鸣、大便秘结、小便短赤。
【用法与用量】 口服，一次 6 片，一日 2 次。

六、枳实导滞丸

【组成】 枳实（炒）、大黄、黄连（姜汁炙）、黄芩、六神曲（炒）、白术（炒）、茯苓、泽泻。
【治法】 消积导滞，清利湿热。
【适应证】 饮食积滞、湿热内阻所致的脘腹胀痛、不思饮食、大便秘结、痢疾里急后重。
【用法与用量】 口服，一次 6~9 g，一日 2 次。

七、木香槟榔丸

【组成】 木香、槟榔、枳壳（炒）、陈皮、青皮（醋炒）、香附（醋制）、醋三棱、莪术（醋炙）、黄连、黄柏（酒炒）、大黄、炒牵牛子、芒硝。
【治法】 行气导滞，泻热通便。
【适应证】 湿热内停，赤白痢疾，里急后重，胃肠积滞，脘腹胀痛，大便不通。

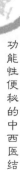
功能性便秘的中西医结合诊疗

【用法与用量】口服，一次 3~6 g，一日 2~3 次。

八、四磨汤口服液

【组成】木香、枳壳、槟榔、乌药。

【治法】顺气降逆，消积止痛。

【适应证】婴幼儿乳食内滞证，症见腹胀、腹痛、啼哭不安、厌食纳差、腹泻或便秘；中老年气滞、食积证，症见脘腹胀满、腹痛、便秘，以及腹部手术后促进肠胃功能的恢复。

【用法与用量】口服。成人一次 20 mL，一日 3 次，疗程 7 天；新生儿一次 3~5 mL，一日 3 次，疗程 2 天；幼儿一次 10 mL，一日 3 次，疗程 3~5 天。

九、通乐颗粒

【组成】何首乌、地黄、当归、麦冬、玄参、枳壳(麸炒)。

【治法】滋阴补肾，润肠通便。

【适应证】阴虚便秘，症见大便秘结、口干、咽燥、烦热等，以及习惯性、功能性便秘见于上述证候者。

【用法与用量】开水冲服。一次 2 袋，一日 2 次。2 周为 1 个疗程，或遵医嘱。

十、便秘通

【组成】白术、肉苁蓉(淡)、枳壳。

【治法】健脾益气，润肠通便。

【适应证】虚性便秘，尤其是脾虚型及脾肾两虚型便秘患者，症见大便秘结，面色无华，腹胀，神疲气短，头晕耳鸣，腰膝酸软。

【用法与用量】口服。每次 20 mL，每日早晚各一次。

十一、便通胶囊、便通片

【组成】麸炒白术、肉苁蓉、当归、桑椹、枳实、芦荟。

【治法】健脾益肾，润肠通便。

【适应证】脾肾不足，肠腑气滞所致的便秘。症见：大便秘结或排便乏力，神疲气短，头晕目眩，腰膝酸软；习惯性便秘、肛周疾病见上述证候者。

【用法与用量】口服，一次 3 粒(片)，一日 2 次。

十二、槟榔四消丸(水丸)

【组成】槟榔、酒大黄、炒牵牛子、猪牙皂(炒)、醋香附、五灵脂(醋炙)。

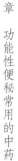

【治法】消食导滞,行气泻水。

【适应证】食积痰饮,消化不良,脘腹胀满,嗳气吞酸,大便秘结。

【用法与用量】口服。一次 6 g,一日 2 次。

十三、苁蓉通便口服液

【组成】肉苁蓉、何首乌、枳实(麸炒)、蜂蜜。

【治法】润肠通便。

【适应证】老年便秘、产后便秘。

【用法与用量】口服,一次 10~20 mL,一日 1 次,睡前或清晨服用。

十四、大黄通便片

【组成】大黄。

【治法】清热通便。

【适应证】实热食滞,便秘及湿热型食欲不振。

【用法与用量】口服。一次 1 片,一日 2~3 次。

十五、地黄润通口服液

【组成】地黄、蜂蜜。

【治法】养血生津,润肠通便。

【适应证】血热阴虚所致肠燥便秘的辅助治疗。

【用法与用量】口服,一次 20 mL,一日 2 次,早晚服用。

十六、番泻叶颗粒

【组成】番泻叶。

【治法】泻热行滞,通便。

【适应证】便秘。也可用于肠道手术、内窥镜、B 超、腹部 X 线片检查前的肠道清洁准备。

【用法与用量】开水冲服。肠道手术及各种检查前准备,成人顿服 20 g(2 袋),连服 2 日;便秘患者一次 10 g(1 袋),一日 2 次。儿童用量酌减。

十七、新复方芦荟胶囊

【组成】芦荟、青黛、琥珀。

【治法】清肝泻热,润肠通便,宁心安神。

【适应证】心肝火盛,大便秘结,腹胀腹痛,烦躁失眠。

【用法与用量】口服,一次 1~2 粒,一日 1~2 次。

十八、降脂通便胶囊

【组成】大黄(酒制)、玄明粉、人参、灵芝、肉桂、甘草。

【治法】泻热通便,健脾益气。

【适应证】胃肠实热、脾气亏虚所致的大便秘结,腹胀纳呆,形体肥胖,气短肢倦等症;或高脂血症见上述症状者。

【用法与用量】口服,一次 2~4 粒,一日 2 次。2 周为 1 个疗程。

十九、六味安消胶囊

【组成】土木香、大黄、诃子、山奈、北寒水石(煅)、碱花。

【治法】健脾和胃,导滞消积,行血止痛。

【适应证】胃痛胀满,消化不良,便秘,痛经。

【用法与用量】口服,一次 3~6 粒,一日 2~3 次。

二十、六味能消胶囊

【组成】大黄、诃子、干姜、藏木香、碱花、寒水石(平制)。

【治法】宽中理气,润肠通便,调节血脂。

【适应证】胃脘胀痛、厌食、纳差及大便秘结;高脂血症及肥胖症。

【用法与用量】口服,便秘、胃脘胀痛一次 2 粒,一日 3 次;高脂血症一次 1 粒,一日 3 次。老人及儿童遵医嘱。

二十一、秘治胶囊

【组成】大黄、甘草浸膏。

【治法】清热导滞,缓泻通便。

【适应证】胃肠实热所致的大便干结,排便困难,甚则肛裂便血,口苦口干,小便短赤。

【用法与用量】口服,一次 3 粒,一日 1 次。可连续服 3 天,见效者可随时停药。

二十二、木香理气片

【组成】木香、香附(醋炙)、乌药、青皮(醋炙)、陈皮、枳实、枳壳、厚朴(姜汁炙)、三棱(醋炙)、莪术(醋煮)、山楂、槟榔、吴茱萸(制)、肉桂、甘松、桔梗、黄芩、大黄、牵牛子(炒)。

【治法】行气宽中,化滞通便。

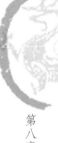

【适应证】气郁不舒,停食停水,胸胁痞闷,脘腹胀满,恶心呕吐,倒饱嘈杂,大便秘结。

【用法与用量】口服,一次 4~8 片,一日 2 次。

二十三、排毒养颜胶囊

【组成】大黄、白术、西洋参、芒硝、枳实、青阳参、小红参、肉苁蓉、荷叶。

【治法】益气活血,通便排毒。

【适应证】气虚血瘀,热毒内盛所致便秘、痤疮、颜面色斑。

【用法与用量】①便秘、排便不爽者,一次 3~6 粒,一日 2 次,根据大便情况酌情加减药量,以大便通畅,每日 1~2 次为宜。②大便一日 1 次者,以 1 粒起服,每日服 1~2 次,根据大便情况逐渐加量至大便通畅,每日 1~2 次为宜。

二十四、轻舒颗粒

【组成】何首乌、肉苁蓉、黄芪、火麻仁、枳实。

【治法】补肾益精,补益气血,润肠通便。

【适应证】肾虚精亏所致的便秘。

【用法与用量】开水冲服,一次 8~12 g,一日 1 次;饭后服用。

二十五、清火养元胶囊

【组成】栀子、苦丁茶、苦竹叶、山枝茶、土党参、土大黄。

【治法】清热泻火,安神通便。

【适应证】热病所致的心烦,目赤肿痛,颜面痤疮,夜寐不宁,大便秘结。

【用法与用量】口服,一次 1~2 粒,一日 3 次。

二十六、润肠丸(浓缩丸)

【组成】大黄、当归、火麻仁、羌活、桃仁。

【治法】润肠通便。

【适应证】实热津亏便秘。

【用法与用量】口服。一次 4 丸,一日 3 次。宜空腹服。

二十七、润通丸

【组成】火麻仁、郁李仁、肉苁蓉、枳壳(去瓤麸炒)、荆芥、羌活、苦杏仁(去皮炒)、当归、熟大黄、陈皮、防风、秦艽。

【治法】润肠通便,和血疏风。

【适应证】津枯气滞证,症见大便秘结、小便短赤,或有身热,口干,腹胀或痛。

【用法与用量】口服,一次 1 丸,一日 2 次。

二十八、三黄片

【组成】大黄、盐酸小檗碱、黄芩浸膏。

【治法】清热解毒,泻火通便。

【适应证】三焦热盛所致的目赤肿痛、口鼻生疮、咽喉肿痛、牙龈肿痛、心烦口渴、尿黄、便秘;亦用于急性胃肠炎,痢疾。

【用法与用量】口服。小片一次 4 片,大片一次 2 片,一日 2 次;小儿酌减。

二十九、首荟通便胶囊

【组成】何首乌、芦荟、决明子、枸杞子、阿胶、人参、白术、枳实。

【治法】养阴益气,泻浊通便。

【适应证】功能性便秘,证属气阴两虚兼毒邪内蕴,症见便秘,腹胀,口燥咽干,神疲乏力,五心烦热,舌质红嫩或淡,舌苔白或白腻,脉沉细或滑数。

【用法与用量】饭后温开水送服。一次 2 粒,一日 3 次。疗程为 14 天。

三十、舒秘胶囊

【组成】芦荟、硬脂酸镁。

【治法】清热通便。

【适应证】功能性便秘属热秘者。

【用法与用量】口服,每晚睡前 2 粒。

三十一、双仁润肠口服液

【组成】火麻仁(炒)、郁李仁、桑椹、蜂蜜。

【治法】滋阴生津,润肠通便。

【适应证】阴虚及妇女产后血虚等所致的虚性便秘。

【用法与用量】口服,一次 10~20 mL,一日 2 次,早晚分服。

三十二、四季三黄软胶囊

【组成】大黄、黄芩、黄柏、栀子。

【治法】清热解毒,通便利水。

【适应证】口鼻生疮,咽疼齿痛,口干舌燥,目眩头晕,大便秘结,小便赤黄。

【用法与用量】口服,一次 3 粒,一日 2 次。

三十三、四消丸

【组成】大黄(酒炒)、猪牙皂(炒)、牵牛子、牵牛子(炒)、香附(醋炒)、槟榔、五灵脂(醋炒)。

【治法】消水、消痰、消食、消气,导滞通便。

【适应证】一切气食痰水,停积不化,胸脘饱闷,腹胀疼痛,大便秘结。

【用法与用量】口服,一次 30~60 丸,一日 2 次。

三十四、搜风顺气丸

【组成】大黄(酒炙)、山药、独活、火麻仁、车前子、菟丝子、槟榔、郁李仁、牛膝、防风、枳壳。

【治法】搜风顺气,润肠通便。

【适应证】肠胃积热,胸膈痞闷,大便燥结。

【用法与用量】口服,一次 1 丸,一日 1~2 次。

三十五、通便灵胶囊

【组成】番泻叶、当归、肉苁蓉。

【治法】泻热导滞,润肠通便。

【适应证】热结便秘,长期卧床便秘,一时性腹胀便秘,老年习惯性便秘。

【用法与用量】口服,一次 5~6 粒,一日 1 次。

三十六、通舒口爽胶囊

【组成】大黄、枳实、茵陈、牡丹皮、秦艽、木贼、当归、夏枯草。

【治法】清热除湿,化浊通便。

【适应证】大肠湿热所致的便秘,口臭,牙龈肿痛。

【用法与用量】口服,一次 2 粒,一日 3 次。

三十七、通幽润燥丸

【组成】麸炒枳壳、木香、姜厚朴、桃仁(去皮)、红花、当归、炒苦杏仁、火麻仁、郁李仁、熟地黄、生地黄、黄芩、槟榔、熟大黄、大黄、甘草。

【治法】清热导滞,润肠通便。

【适应证】胃肠积热所致的便秘,症见大便不通、脘腹胀满、口苦尿黄。

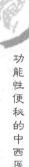

【用法与用量】口服。一次 1~2 丸,一日 2 次。

三十八、五仁润肠丸

【组成】地黄、桃仁、火麻仁、郁李仁、柏子仁、肉苁蓉(酒蒸)、陈皮、大黄(酒蒸)、当归、松子仁。

【治法】润肠通便。

【适应证】老年体弱便秘。

【用法与用量】口服,一次 1 丸,一日 2 次。

三十九、新清宁片

【组成】熟大黄。

【治法】清热解毒,泻火通便。

【适应证】内结实热所致的喉肿、牙痛、目赤、便秘、下痢、发热;感染性炎症见上述证候者。

【用法与用量】口服。一次 3~5 片,一日 3 次;必要时可适当增量;学龄前儿童酌减或遵医嘱。用于便秘,临睡前服 5 片。

四十、益气通便颗粒

【组成】何首乌、白术、炙黄芪、肉苁蓉、枳壳、升麻、火麻仁。

【治法】益气养阴,润肠通便。

【适应证】功能性便秘(气阴两虚,升降失常之虚秘)。

【用法与用量】开水冲服,1 次 2 袋,一日 1 次。空腹服用。

四十一、滋阴润肠口服液

【组成】地黄。

【治法】养阴清热,润肠通便。

【适应证】阴虚内热所致的大便干结,排便不畅,口干咽燥的辅助治疗。

【用法与用量】口服,一次 10~20 mL,一日 2 次。

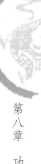

------------------------------------ 参 考 文 献 ------------------------------------

[1] 杜丽东,田金徽,吴国泰,等.基于文献的中药治疗便秘的社会网络分析[J].中国中药杂志,2017,42(2):370-377.

[2] 钟赣生.中药学[M].北京:中国中医药出版社,2016.

[3] 张印,曹科.不同剂量生白术对小鼠小肠推进功能的影响[J].中国医药导刊,2010,12(5):847.

[4] 刘红春.不同剂量白术治疗肛肠病术后便秘的临床观察[J].中国现代药物应用,2009,3(5):101-102.

[5] 吴鹏飞,顾勤.白术治疗功能性便秘及其机制的研究进展[J].世界华人消化杂志,2014,22(32):4934-4937.

第九章 功能性便秘的中医外治疗法

第一节 古代文献研究

中医学最早应用外治法治疗便秘见于汉代,张仲景在《伤寒论》中首创药物灌肠法治疗便秘。方法为蜜煎导方(栓剂)或大猪胆汁灌肠,如《伤寒论》云:"阳明病,自汗出,若发汗,小便自利者,此为津液内竭,虽硬不可攻之,当须自欲大便,宜蜜煎导而通之。若土瓜根及大猪胆汁,皆可为导。"用于发汗或利小便治疗后,津液耗伤,肠道干燥失于濡养而导致大便不通者,此时不可硬攻,宜用蜜煎导方润肠通便。晋代医家皇甫谧治疗便秘多以针灸为主,如《针灸甲乙经·卷九·三焦约内闭发不得大小便第十》:"三焦约,大小便不通,水道主之。大便难,中渚及太白主之。大便难,大钟主之。"葛洪在《肘后备急方》中提到"治大便不通,土瓜根捣汁,筒吹入肛门中,取通",首创器械配合药物灌肠法治疗便秘,丰富了便秘的外治法。

隋唐时期,便秘的外治法得到了进一步的发展。隋代巢元方在临证中大量应用汤熨针石及引导术治疗便秘,如《诸病源候论·大便病诸候》云:"其汤熨针石,别有正方,补养宣导,今附于后。"隋代医家首次提出防治便秘的导引法,如《养生方·导引法》曰:"偃卧,直两手,捻左右胁,除大便难、腹痛、腹中寒。口纳气,鼻出气,温气咽之数十,病愈。"唐代王焘收载大量外用方治疗便秘,如《外台秘要·卷第二十七·大便不通方一十七首》云:"猪羊胆,上一味,以筒灌三合许,令深入即出矣,不尽,须臾更灌。一方加冬葵子汁和之,又有椒豉汤五合,猪膏三合,灌之佳。"《备急千金要方》中记载用灸法治疗便秘,"治大便难法,灸第七椎两旁各一寸,七状。灸夹玉泉相去二寸半,名肠遗,随年壮(一云两寸)。又灸承筋二穴三壮。又灸大都,随年壮。又灸大敦四壮。"

宋元时期,政府和医家编著了大批医籍,在这些医籍中记载着许多治疗便秘的外治法,如《太平圣惠方》记载:"明月砂一匙,安脐中,冷水滴之,令透自通也。"元代朱丹溪在临证中也常应用外治法治疗便秘,其对肛门塞药的适应证及给药方法做出了具体阐述,如《丹溪心法·卷二·结燥》云:"凡诸秘,服药不通,或兼他证,又或老弱虚不可用药者。"

明清时期是外治法发展和应用的全盛阶段。明代张介宾在《类经图翼》中提及应用针灸治疗便秘,"凡三焦相火炽盛及大便不通,具宜泻支沟。"虞抟在《医学正传·秘结》中记载用竹筒套入肛门,以香油吹入肛门内,治愈一例"因出痘大便不通",百药无效,不大便达25日的患儿,在前人肛门用药的基础上发展了简便的灌肠疗法。清代林佩琴将辨证论治运用到便秘的外治法中,认为辨证上应当区分寒热,其中冷秘用蜜煎导加草乌头末,热秘用猪胆汁导。吴尚先十分推崇应用外治法治疗便秘,"外治之理即内治之理,外治之药亦即内治之药。

功能性便秘的中西医结合诊疗

所异者,法耳;医理药性无二,而法则神奇变化",其所著的《理瀹骈文》中关于便秘的治疗方法有贴、涂、敷、烫、熏、抹、灌、纳、塞、导、掩、握等。

综上所述,祖国医学对便秘外治法的认识,源于《伤寒论》,历经汉晋、隋唐、宋元、明清等时期的发展,已逐步完善,不仅外治方法更加多样,给药方式更为具体,且在治疗上也遵从辨证论治的原则。

第二节　中医外治特色疗法

一、单纯针刺

古典医籍中应用针灸较多依据经脉-脏腑相关理论,故脾胃经穴位使用较多,穴位基本位于腹部、腰骶部。《针灸大成》曰:"凡针腹上穴……前面深似井,后面薄似饼,用针前面宜深,后面宜浅",指出腹部穴位刺法宜深。

针刺对肠神经系统具有一定的调控作用,能够影响肠道运动。常小荣等[1]研究发现,电针足三里可加快肠蠕动,刺激远端结肠,并通过骶副交感传出神经通路(骨盆神经)加快结肠传输。丁曙晴等[2]通过观察针刺治疗便秘模型大鼠肠神经系统神经元标志物(PGP 9.5)的变化,发现针刺组治疗前环纵肌纤维增粗,排列紊乱,空泡样改变,神经节细胞减少,阳性表达染色下降;治疗后环纵肌修复,神经节细胞空泡样改变好转,证实了针刺有助于改善肠神经系统神经元破坏后神经节细胞的功能。李红岩等[3]利用大黄制作大鼠慢传输型便秘动物模型,发现大黄模型组结肠传输功能缓慢,肌间神经丛神经细胞空泡变性、减少,针刺后发现肌间神经丛超微结构有所改善,结肠传输功能恢复。孙建华等[4]观察电针天枢穴对慢传输型便秘大鼠结肠平滑肌结构及胃肠始动细胞卡哈尔间质细胞的影响,发现模型组ICC着色较淡、模糊,网络结构不连续;电针治疗后,ICC形态、分布、细胞着色及网络结构的完整性均接近于正常组,提示电针天枢穴不但能改善慢传输型便秘模型大鼠结肠平滑肌的结构,而且也改善慢传输型便秘结肠平滑肌ICC的病理改变。岳灵等[5]通过针刺天枢、大肠俞、大肠俞募穴,与模型组大鼠相比,这三组均能促进便秘大鼠结肠脑源性神经营养因子的表达,便秘大鼠12 h粪便质量和粪便粒数均有所升高,说明针刺能促进便秘大鼠结肠组织脑源性神经营养因子的表达,进而改善肠道传输动力,达到治疗便秘的目的。王渊等[6]通过电针功能性便秘大鼠双侧曲池、上巨虚,血清和组织中促胃液素含量明显升高,血管活性肠肽(vasoactive intestinal peptide, VIP)含量明显下降,增强了功能性便秘大鼠的胃蠕动功能,起到改善便秘的效果。

根据功能性脾胃病罗马Ⅳ标准可将功能性胃肠道疾病定义为"肠-脑功能互动异常"[7]。而脑功能磁共振成像(functional magnetic resonance imaging, fMRI)能够为脑肠互动机制的研究提供影像学依据。罗荣[8]基于静息态fMRI发现,功能性便秘患者静息态默认网络存在异常,激活岛叶、右侧额叶额下回、左侧额叶额内侧回、右侧额叶额中回、左侧白质胼胝体等内脏高敏相关的脑区,电针上巨虚穴后负激活右侧额叶额下回、右侧顶叶楔前叶,激

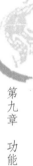

活左侧小脑后叶小脑山坡、左侧枕叶舌回、左侧枕叶枕中回、右侧枕叶、右侧顶叶缘上回、右侧穹隆回扣带回,提示上巨虚穴能有效治疗功能性便秘并缓解焦虑情绪的临床效应,可能与高级认知相关脑区功能连接减弱,情感、记忆等脑功能区激活,降低内脏高敏有关。徐莉娜等[9]选择9例健康老年志愿者进行针刺左支沟穴组,通过功能磁共振成像发现针刺左支沟穴能够特异性激活左前扣带回、左额上回、左侧颞叶,这些区域和已知的功能性胃肠病的大脑响应区域具有一致性。

(一)临床研究

邹洋洋等[10]回顾性分析87例出口梗阻型便秘患者,其中盆底失弛缓型61例,盆底松弛型26例,采用针刺中髎、下髎,垂直于骶后孔进针60~75 mm,并接电针(疏密波,频率为2 Hz/15 Hz),每日1次,每次30 min,每周治疗5 d,连续治疗2周,结果发现两类亚型治疗后便秘临床症状总评分,便质、排便频率、排便花费时间、排便费力程度、排便不尽感、肛门坠胀感、腹胀评分均较治疗前降低。

张昶等[11]将60例慢传输型便秘患者随机分为电针组30例、对照组30例。电针组针刺天枢、合谷、足三里、上巨虚,每日1次,5次为1个疗程,治疗4个疗程。对照组口服西沙必利片,每日3次。对比两组效果,结果显示电针组有效率93.1%,疗效优于对照组,且电针组在缩短排便时间、增加排便次数、改善大便性状方面也优于对照组。

连松勇等[12]采用随机对照研究方法,将63例功能性便秘患者随机分为俞募组33例和药物组30例。俞募组给予针刺俞募配穴治疗(取穴双侧天枢、大肠俞),药物组给予口服枸橼酸莫沙必利片治疗,连续治疗4周后,俞募配穴治疗功能性便秘早期对调节粪便、促进肠道蠕动与口服枸橼酸莫沙必利片无显著性差异,但远期对粪便性状的调节和胃肠动力的促进作用较口服药物更好。此外,对粪便性状的调节作用起效更快、更持久。

(二)临床经验

1. 贺亚辉经验

贺亚辉在临床治疗本病时多应用腕踝针法[13]。腕踝针法是在手腕或足踝部的相应点进针,是从皮部理论发展而来的一种治法。研究表明,针刺皮部可由物质基础与经络相联系,从而激发经气,调和营卫,协调阴阳[14]。腕踝针法将人体上下各分为6个纵行区域,每个进针点可治疗本区域所包含脏腑、器官组织所引起的疾病。

针对不同证型的便秘,贺亚辉的选穴与针刺手法均有不同。对于热秘多治以泻热通腑降浊,取穴:天枢、足三里、上巨虚、大横、支沟、内庭、曲池、合谷、列缺、腕踝针下1区、腕踝针下2区。每日针1次。操作:诸穴均吸气时进针,吸气时行针,前四穴直刺进针行提插泻法,支沟、内庭、曲池、合谷行捻转泻法,腕踝针下1、2区针尖向心行捻转补法;双侧天枢、大横上电针,用疏密波,每次20~30 min,其他穴位治疗中间行针1次。贺亚辉认为支沟为治疗便秘的经验效穴,《类经图翼》云:"凡三焦相火炽盛及大便不通,具宜泻支沟。"对于肝气郁滞型的便秘,多取穴:天枢,中脘,期门,内关,上巨虚,太冲,行间,合谷,腕踝针下1、2区。操作:天枢、中脘、内关行平补平泻法,期门针尖向下斜刺0.5寸行捻转泻法,上巨虚、太冲、行间、合谷行提插泻法,腕踝针下1、2区行青龙摆尾法行六阴之数。留针20~30 min,治疗中间行

功能性便秘的中西医结合诊疗

针 1 次,治疗 20 次,大便通顺,心情较前舒畅。青龙摆尾法,"青龙摆尾,如扶船舵,不进不退,一左一右,慢慢拨动"(《针灸大全·金针赋》),可疏通气血,推动经气运行,通过"一左一右,慢慢拨动",可激发经气,增强感传效果,达到"气至病所"[15]。

2. 邵祖燕经验

邵祖燕在临床上对该病患者进行针刺治疗,主要为了恢复其肠道的蠕动功能。一般可选用中脘、足三里、内关、外关、行间、太冲等作为主穴。同时,可结合患者的病机为其选用辅穴。患者若有大便干结、腹胀或痛等肠腑燥热的表现,可为其加用合谷、内庭。患者若有肠鸣矢气等肝脾气滞的表现,可为其加用太冲、行间。患者若有肺脾气虚证,出现虽有便意但排便困难、便后乏力的症状,可为其加用脾俞、气海等穴位。患者若有血液亏虚证,出现大便干结、面色无华的症状,可为其加用三阴交、归来等穴位。患者若有阳气虚衰证,出现腹中冷痛、大便排出困难的症状,可为其加用关元。在对患者进行针刺治疗时可每次留针 20 ~ 30 min,每周治疗 2~3 次[16]。

经大量文献报道证实,针灸是治疗功能性便秘的可选择治疗。罗芳丽[17]针对 56 篇关于针灸治疗功能性便秘的研究文献整理,主穴使用频次由高到低前 10 位腧穴分别是天枢、上巨虚、大肠俞、足三里、支沟、腹结、气海、关元、照海、三阴交。张浩[18]采用频次统计、复杂网络分析、关联规则方法分析针刺治疗便秘的腧穴配伍规律。纳入文献 415 篇,提取针刺处方 415 个,研究结果显示天枢、上巨虚、足三里、支沟和大肠俞是临床针刺治疗便秘的核心腧穴组合,归胃经、三焦经、膀胱经,分布在腹、小腿、前臂、背。针刺治疗便秘多用配穴,多为远近配穴,多是胃经穴,多用募穴、五输穴和下合穴。苏志维等[19]采用数据挖掘技术分析现代针刺治疗功能性腹泻的经穴运用特点和规律,研究结果发现,治疗功能性便秘常用的穴位依次为天枢、足三里、上巨虚、大肠俞、支沟、气海、脾俞、中脘、关元、合谷。针刺腧穴配伍中天枢—上巨虚的支持度及置信度最高。针刺治疗功能性便秘选穴遍布十四经,其中阳经总使用高于阴经,且胃经和膀胱经为现代针刺治疗功能性便秘的首选经脉,以上 2 条经脉腧穴选用频率最高,用穴个数最多,选用腧穴范围既包括局部胸腹部腧穴,又有下肢远端腧穴。

二、艾灸

艾灸是以艾绒为主要材料,点燃后直接或间接熏灼体表穴位的一种治疗方法,主要有温经通络、行气活血、祛寒除湿的作用。艾灸作为中医外治法的重要组成部分,在治病防病、养生保健等方面具有独特疗效。灸法历史悠久,早在《黄帝内经》中就有对灸法有着较为系统的论述,强调"针所不为,灸之所宜",说明了灸法可以补充针刺的不足。灸法在文献记载中分为火热灸法和非火热灸法,所谓非火热灸法就是指宋代以来所记载的"天灸"或"自灸"。天灸是一种特殊的灸法,首见于王执中的《针灸资生经》,即利用一些刺激性的药物贴敷于相关穴位,使之发泡,如用毛茛灸、斑蝥等。临床灸法根据制作形式和应用方法的不同将其分为五类。①直接灸:瘢痕灸、非瘢痕灸;②间接灸:隔姜灸、隔蒜灸、隔盐灸、隔附子饼灸;③艾卷灸:艾条灸、温和灸、雀啄灸;④温针灸;⑤温灸器灸。

胡春媚等[20]采用热敏灸治疗功能性便秘患者。具体操作方法如下。①热敏化腧穴的选定:该病热敏化腧穴以患者腹部、腰骶部、双下肢为高发区,多出现在大肠、天枢、上巨虚、大横等穴位附近区域。用艾条应用单点或双点温和灸法、雀啄法等手法进行探查,当患者出现透热、或扩热、或传热、或酸胀等热敏化现象时,此特定体表部位即为热敏化腧穴。可重复上述步骤,直至所有的热敏化腧穴被探出。②灸疗方法:手持艾条,在探查到的热敏穴中选取1个热敏化现象最为明显的穴位以色笔标记进行悬灸,先行回旋灸温热局部气血,继以雀啄法加强敏化,循经往返灸激发经气,再施以温和灸发动感传、开通经络。注意调整艾条与皮肤距离,保持足够热度,直至腧穴热敏现象消失为一次施灸剂量。每日1次,1周治疗5日,2周为1个疗程。连续治疗2个疗程后,临床痊愈4例,显效10例,有效11例,总有效率达83.33%。

神阙一名首见于《外台秘要》:"脐中,神阙穴也,一名气舍,灸三壮。"神阙是任脉重要穴位之一,神阙位于脐中,又与脾、胃关系密切。艾叶,味苦、辛,性温,入脾、肾、肝三经,隔药灸脐法中艾绒的主要作用是通过燃烧使热力内透,同时促使药力内透,以达到药物透脐入腹的治疗作用。朱德友等[21]应用隔药灸脐法治疗功能性便秘患者。将中药大黄、芒硝、枳实、厚朴等中药混合,粉碎为细末,密封备用。操作步骤:令患者仰卧,暴露脐部,取少许麝香置于肚脐,将研碎的药粉置于脐部,填满脐部,将艾炷点燃置于药粉之上连续艾灸2 h,灸后再用敷贴固封药粉,1天后自行揭下。每周2次,连续治疗3周随访6个月。结果治愈6例,显效7例,有效6例,无效1例,总有效率为95%。

三、推拿

推拿,古称按硚、硚摩、挢引、案扤,源于经络腧穴理论,主要通过各种特定的技巧动作,在人体表面做规范的操作,刺激体表相应经络、穴位,以达到疏通经络、调整阴阳、扶正祛邪的目的。推拿具有独特的中医特色,且具有简、便、验、效的优点。有数据表明,推拿疗法治疗功能性便秘具有一定疗效,可为临床治疗方式拓宽思路[22]。

封以生等[23]将70例功能性便秘患者随机分为治疗组和对照组各35例,治疗组予穴位按摩,取足三里(双侧)、中脘、大横(双侧)、天枢(双侧)、气海,每穴用示指叠压中指上以中指螺纹面敲打、平揉、压放每穴各100次,每日晨起、睡前各1次。对照组予麻仁丸口服,治疗4个疗程后观察临床疗效。结果显示总有效率治疗组为88.6%,对照组为71.4%,两组比较差异有统计学意义。马鑫文等[24]应用"三穴三法"推拿治疗功能性便秘(气滞型),"三穴"为天枢、关元、中脘,"三法"为摩腹法、腹部震颤法、推腹法。患者取仰卧位,施术者立于患者右侧:①取中脘、天枢、关元,每穴一指禅推法作用2~3 min,后采用指震法震颤,每穴1 min,酸胀感为度;②单手在患者的腹部沿顺时针摩腹8 min,以脐为中心,由内向外进行,力度透入腹内,使之有温热感,肠鸣音亢进,有欲便感;③双手掌根合拢双手五指呈"八"字形同时从上腹肋骨下逐渐向小腹耻骨联合方向推,往返20次。每日1次,每次约20 min。对照组口服枸橼酸莫沙必利片,5 mg/次,3次/d。两组均治疗20 d,结果显示治疗组总有效率(86.67%)高于对照组的(73.33%);且治疗组排便困难、粪便性状、排便时间、排便频率、腹胀积分,以及PAC-QOL量表中身体不适、心理社会不适、担心和焦虑、满意度4个维度积分均优于对照组。

四、穴位贴敷

穴位敷贴是在中医整体观念的指导下,将药物研末用一定的溶媒调成膏状或者糊状,或将药物煎煮取汁浓缩后,加入赋形剂,制成糊状药膏,敷贴固定于人体特定的穴位上,使药物透过皮肤吸收,从而刺激局部经络穴位,激发全身经气,以达到预防和治疗疾病的一种外治方法。经临床实践验证,中药穴位贴敷疗法能安全、有效地治疗慢性功能性便秘[25]。

刘柏岩等[26]基于现代文献分析穴位贴敷治疗功能性便秘的选穴用药规律,发现主要取穴为神阙、天枢、关元等,其中神阙采用率最高,从穴位归经上看,选穴主要属于任脉。而从药物选择上来看,最常用的 5 味药为大黄、冰片、枳实、厚朴、芒硝;从药物性味上看,以性寒、味苦为主,药物归经以足太阴脾经、足阳明胃经、手阳明大肠经为多见。

王文文等[27]选择穴位贴敷治疗功能性便秘患者,取穴神阙、天枢(双侧);药饼药物组成:蜣螂虫 5 g,冰片、猪牙皂各 2 g,枳实、炒莱菔子各 15 g,木香 6 g,生大黄 3 g。上述药物研粉为细末,以适量温水调和成药饼。贴敷方法:患者仰卧,用 75% 酒精消毒指定穴位及周围皮肤,每次取药饼 2 g 置于神阙及天枢(双侧),用贴敷胶固定。每晚睡前贴敷 1 次,晨起取下。结果显示治疗组总有效率为 86%。戈学凤等[28]应用中药穴位贴敷于神阙治疗功能性便秘(气秘型)患者,穴位贴敷药物组成:柴胡、大黄、枳实、芒硝,按 2∶1∶1∶1 比例制成粉末,加醋调成膏状,大小约 1.5 cm×1.5 cm,厚度约 0.2 cm,敷于神阙,外用活血止痛膏固定。两组均以 7 天为 1 个疗程,治疗 3 个疗程后,治疗总有效率为 97.4%。

五、穴位埋线

穴位埋线治法由针灸演变而来,其结合了现代医学理论与传统的针灸学理论,其用于消化系统疾病的治疗主要是通过长时间对目的穴位进行持续的刺激,从而达到行气通腑、补虚扶正以通便的作用[29]。

李洋等[30]将 60 例功能性便秘患者随机分为治疗组和对照组,每组 30 例。治疗组采用脐三穴(天枢、关元和中脘)埋线治疗,患者取仰卧位,穴位周围皮肤常规消毒后,将 1~1.5 mm 可吸收羊肠线浸泡在 75% 乙醇中,将羊肠线放入套管针的前端后接针芯,医者左手拇指和示指固定穴位部位皮肤,右手持针刺入穴位,行提插捻转,当患者感受到针感后,推针芯并同时退针管,将羊肠线分别埋置于穴位皮下组织或肌肉层中,出针后可用无菌棉球按压止血,共治疗 1 次。对照组取相同穴位进行针刺治疗。结果显示治疗组总有效率(93.3%)明显高于对照组。方庆霞等[31]选择穴位埋线方法治疗功能性便秘患者。主穴:天枢、大肠俞、肾俞。配穴:偏实者加上巨虚、支沟;偏虚者加气海、脾俞。以上穴位均取双侧。操作方法:常规皮肤消毒,将 3-0 号医用羊肠线剪至 1 cm 等长线段,置 75% 酒精中浸泡 30 min 备用,羊肠线穿进 7 号注射针头内,将针头刺入穴位,深 2.5~3.0 cm,提插得气后,用针芯抵住羊肠线(针芯由直径0.30 mm×0.40 mm 毫针剪成平头改成),缓缓退出针管,将羊肠线留在穴内,敷无菌棉球,胶布固定。2 周埋线 1 次,8 周为 1 个疗程,共治疗 1 个疗程。对照组参照《针灸学》中关于便秘的常规针刺治疗,结果显示埋线组总有效率(94.44%)明显高于针刺组总有效率(80.56%)。

六、中药灌肠

中药灌肠疗法是指从肛门注入药物,保留在结肠或直肠内,通过肠黏膜吸收达到治疗目的的方法[32]。中药灌肠治疗便秘的临床应用已有数千年历史,该疗法简单易行,药源易得,费用低廉,作用迅速,可直达病所,是治疗功能性便秘的可选择方法[33]。作用的主要机理有3种。①局部作用:因直肠给药可使药液与病灶直接接触,病灶周围药液浓度较高,可充分发挥药物治疗作用,取效较捷,故常用于肠道疾病、急腹症及盆腔疾病,疗效确切。②肠道透析治疗作用:通过肠道清除部分血液中蓄积的毒素(氮质、肌酐等)及过多的水分,减轻肾损害,多用于治疗急、慢性肾衰竭和流行性出血热。③全身治疗作用:药物通过渗透、吸收起到与口服给药同样效果,不仅能治疗中下焦病变,而且对上焦病证同样有治疗作用,起到上病下治调节全身功能的效果[34]。

李剑等[35]将便秘患者100例随机分为治疗组和对照组各50例。治疗组采用健胃清肠合剂(大黄、枳实、芒硝、木香等)保留灌肠;对照组采用肥皂水保留灌肠,每次灌肠液为150 mL,1次/d。保留灌肠前常规排灌肠方法:夜间入睡前进行,灌肠前嘱患者尽量排空大、小便,取左侧卧位,臀部垫高10 cm,将18号导尿管用石蜡油润滑25~30 cm后插管,插管时应避开肛门直肠角,将导尿管轻轻插入肛内3~4 cm,有落空感后即停止推进,将导尿管向前偏移,角度与肛门直肠角相同(68°),再插入直肠,插入约30 cm为宜,导尿管插入后将37~38℃的灌肠液150 mL以120滴/min的速度缓慢滴入肠道内,药物滴注完全后拔管,并嘱患者每15分钟改变体位1次,依次为左侧卧位、俯卧位、右侧卧位、仰卧位,保留1小时以上。6天后观察患者排便情况。结果显示,治疗组患者药液保留时间、排便次数方面的改善及临床疗效均优于对照组。

七、联合治疗

(一)针刺+推拿

汤昌华[36]采用推拿六腑下合穴与针刺支沟治疗功能性便秘患者,用一指禅推法推一侧下肢部,沿上巨虚到下巨虚及足三里来回往返操作7~8 min,重点在此3个穴位;然后再操作另一侧下肢部。双侧共约15 min。针刺支沟时,患者取坐位或仰卧于治疗床,支沟局部皮肤常规消毒后,普通毫针直刺得气后,小幅度均匀提插捻转,行平补平泻针法,操作1~2 min,留针15 min,留针过程中行针2~3次。每日1次,5次为1个疗程,疗程之间间隔2 d,共治疗3个疗程,总有效率达96.6%。

王程等[37]应用"三穴三法"推拿联合针刺治疗功能性便秘,针刺取穴双侧天枢、列缺、合谷、上巨虚、足三里、太冲、三阴交、公孙。上述穴位平补平泻,以得气为度,留针30 min,每隔10 min行针1次。每日1次,每周连续6次,休息1 d。6次为1个疗程,治疗3个疗程。"三穴三法"推拿中的"三穴"为天枢(双侧)、关元、中脘,"三法"为摩腹法、腹部震颤法、推腹法,以调腑通便为治疗原则。每日1次,每次20 min,10次为1个疗程,持续治疗2个疗程。结果治疗组总有效率为93.33%。

（二）针刺+艾灸

李春日等[38]采用麦粒灸结合针刺与单纯针刺治疗慢性功能性便秘患者,穴位选择大横、天枢、关元、上巨虚、三阴交等,针灸部位用酒精消毒。选择合适长度的针具进行针刺,所有穴位均采用平补平泻,将 D6805 电针仪的两组电极各连接于双侧天枢、上巨虚,设置为疏密波,强度以患者能耐受为宜。针刺治疗每日 1 次,每次 30 min,将适量精艾绒,制成麦粒大小的艾炷,将艾炷置于患者的气海、足三里,点燃艾顶,缓慢燃烧。治疗每日 1 次,每穴每次 7 壮艾炷。两组患者均为 1 个疗程(10 d),观察 2 个疗程,结果发现痊愈 4 例,显效 11 例,有效 13 例,无效 7 例,总有效率为 80.0%。

（三）推拿+艾灸

谢蕊等[39]采用足三里温和灸配合神阙静振推拿法治疗脾虚气弱型儿童功能性便秘,足三里温和灸操作方法:选用清艾条 2 条,将清艾条一端倾斜 60℃放置于酒精灯外焰点燃后,施术者左右双手分别置于患儿双侧足三里上方 3 cm 处,固定不动,使患儿感觉足三里局部有温热舒适感,不感灼烫。每次灸 15 min,每隔 3 min 抖灰 1 次。神阙静振法:施术者搓热或暖热双手,两手同向重叠,手心(内劳宫)轻覆于儿童神阙穴上,根据儿童呼吸节奏,呼按吸提,令此共振力作用于儿童腹式呼吸引起的腹部运动。该手法每次操作时间为 10 min。治疗结束时观察组总有效率 81.03%,治疗结束 1 个月后观察组总有效率 77.59%,表明其近期疗效及远期疗效均显著。

（四）推拿+穴位贴敷

叶翛然等[40]选择穴位贴敷联合推拿治疗小儿脾肾亏虚型功能性便秘。①穴位敷贴:将枳壳、大黄、山楂各 10 g,白术、党参、太子参各 15 g 打成细粉状调匀,将混合好的药粉铺在敷料中心,制成敷贴剂贴于神阙,每 12 小时更换 1 次。②推拿治疗:患儿取平卧位,伸直下肢。推下七节骨、清大肠,用大拇指指腹在双侧足三里区点按,动作轻揉;双手掌相叠,以下面的示指指腹按压神阙。患儿出现局部酸麻感为宜,每个穴位按摩 5~8 min,每日 2 次。两组均以 10 d 为 1 个疗程,共治疗 2 个疗程。结果显示研究组总有效率为 96.67%。

康年松等[41]应用小儿推拿联合穴位贴敷治疗儿童功能性便秘。①推拿操作:捏脊[a],推下七节骨[b],按揉大肠俞、脾俞各 10 次。以上操作均每周 2 次。②穴位贴敷操作:将厚朴 10 g,大黄 10 g,枳实 10 g,芒硝 10 g,槟榔 10 g,木香 10 g 研磨成粉,过 80 目筛后加适量凡士林调匀,制成厚度约 5 mm、直径约 10 mm 的黏稠状药饼,贴敷于神阙、天枢及足三里,每次 4 h,隔日 1 次,每周 3 次。连续治疗 4 周后的近期临床总有效率为 93.33%,停药 8 周后的远期临床总有效率为 82.67%。

---

a　拇指指腹与示指、中指指腹对合,沿脊柱正中线提捏肌肤,拇指在前,示指、中指在后,边捏边向项枕部推移,捏 3 次提 1 次,重复 3 遍。
b　用拇指指面或示、中指指面自上向下直推七节骨 300 次。

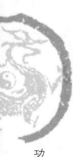

[1] 常小荣,严洁,易受乡,等.针刺足阳明经四白、内庭对胃蠕动功能的影响[J].中医杂志,1999(4):217-218.

[2] 丁曙晴,丁义江,季新涛,等.针刺对便秘模型大鼠 PGP9.5 表达的影响[J].世界华人消化杂志,2009,17(21):2184-2187.

[3] 李红岩,张燕,卞红磊.慢传输型便秘大鼠结肠肌间神经丛变化的研究[J].河北医药,2009,31(18):2384-2386.

[4] 孙建华,郭慧,陈璐,等.电针"天枢"穴对慢传输型便秘大鼠结肠平滑肌结构及 Cajal 间质细胞的影响[J].针刺研究,2011,36(3):171-175.

[5] 岳灵,李颖,高蕊,等.基于 BDNF 蛋白表达研究电针俞募穴对便秘大鼠脑肠交互作用的影响机制[J].中华中医药学刊,2018,36(10):2438-2441.

[6] 王渊,刘智斌,牛文民,等.电针不同穴位对功能性便秘大鼠血清和组织中 GAS、VIP 的影响[J].时珍国医国药,2013,24(1):242-244.

[7] DROSSMAN D A, HASLER W L. Rome IV-functional GI disorders: disorders of gut-brain interaction. Gastroenterology,2016,150(6):1257-1261.

[8] 罗容.电针大肠下合穴上巨虚对功能便秘患者 r-fMRI 脑功能连接即刻效应的影响[D].长沙:湖南中医药大学,2013.

[9] 徐莉娜,任翱翔,李颖,等.功能磁共振成像技术对针刺老年人支沟穴的中枢响应特征研究[J].老年医学与保健,2018,24(2):164-166,170.

[10] 邹洋洋,丁曙晴,叶菁菁,等.电针中下髎治疗出口梗阻型便秘 87 例[J].中国针灸,2019,39(5):562-564.

[11] 张昶,刘赵丽,周鹰,等.电针手足阳明经穴治疗慢传输型功能性便秘的临床疗效评价[J].中国中医基础医学杂志,2013,19(6):684-686.

[12] 连松勇,张正,林月怡,等.针刺俞募配穴治疗功能性便秘疗效观察[J].广州中医药大学学报,2014,31(3):394-397.

[13] 武美丽,贺亚辉.贺亚辉腕踝针结合体针治疗功能性便秘临床经验[J].光明中医,2021,36(17):2979-2981.

[14] 樊海龙,张卫华.皮部刺激疗法治病机理浅探[J].中医临床研究,2012,4(17):44-45.

[15] 罗明,阳仁达,兰伟,等.浅谈"飞经走气"之青龙摆尾[J].中国中医药现代远程教育,2018,16(15):63-65.

[16] 段鑫鑫,祁向争.邵祖燕治疗功能性便秘的经验研究[J].当代医药论丛,2018,16(16):165-166.

[17] 罗芳丽,张微,师维,等.针灸治疗功能性便秘现代文献计量分析与评价[J].辽宁中医杂志,2016,43(9):1955-1958.

[18] 张浩,车文文,张静莎,等.针刺治疗便秘腧穴配伍规律文献研究[J].中医杂志,2019,60(19):1692-1696.

[19] 苏志维,李瑛.基于数据挖掘探析国内现代针刺治疗功能性便秘的经穴特点[J].中华中医药杂志,2014,29(12):3914-3918.

[20] 胡春媚,胡青云,康林之,等.热敏灸治疗功能性便秘的临床研究[J].中国医学创新,2014,11(34):26-28.

[21] 朱德友,马玉侠,马海洋,等.隔药灸脐法治疗功能性便秘 20 例[J].河南中医,2014,34(7):1404.

[22] 方燕平,黄于婷,陈典,等.推拿治疗功能性便秘有效性和安全性的系统评价和 Meta 分析[J].中国针灸,2021,41(6):691-698.

[23] 封以生,陈洪林,吴诗城,等.穴位按摩治疗功能性便秘 35 例疗效观察[J].湖南中医杂志,2017,33(2):74-75.

[24] 马鑫文,王程,刘洁."三穴三法"推拿治疗功能性便秘的临床观察[J].中医药导报,2019,25(8):99-101.

[25] 俞婷婷,赵若华,俞晓莲,等.中药穴位贴敷疗法治疗慢性功能性便秘疗效的 Meta 分析[J].中国全科医学,2014,17(26):3109-3112.

[26] 刘柏岩,张晓旭,王富春.基于现代文献的穴位贴敷治疗功能性便秘的选穴用药分析[J].吉林中医药,2018,38(2):125-129.

[27] 王文文,林海燕,汪红根,等.穴位贴敷治疗功能性便秘 50 例临床观察[J].浙江中医杂志,2018,53(5):341-342.

[28] 戈学凤,郭志玲,安静.穴位贴敷治疗气秘型功能性便秘临床观察[J].西部中医药,2018,31(1):109-111.

[29] 于永铎,尹玲慧,姚秋园,等.创新穴位埋线治疗慢传输型便秘临床疗效评价[J].中医药临床杂志,2016,28(3):363-365.

[30] 刘洋,周鹏飞,姜亚欣,等.穴位埋线治疗功能性便秘的疗效观察[J].上海针灸杂志,2020,39(11):1362-1365.

[31] 方庆霞,王少松,谢有良.穴位埋线治疗功能性便秘患者 72 例临床观察[J].中医杂志,2011,52(21):1849-1851.

[32] 周桂兰,梁惠球,何媛明.中药保留灌肠护理进展[J].实用中医药杂志,2011,27(6):429-430.

[33] 周倩妹,孟繁洁,靳英辉,等.中药灌肠治疗便秘的 Meta 分析[J].华西医学,2013,28(5):669-674.

[34] 袁宗红.中药保留灌肠在临床中的应用[J].河南中医药学刊,2000(5):71-72.

[35] 李剑,徐霞,许晓.健胃清肠合剂保留灌肠治疗便秘临床观察[J].西部中医药,2014,27(5):88-89.

［36］汤昌华.针刺支沟结合推拿六腑下合穴治疗功能性便秘30例[J].中医临床研究,2015,7(10):55-56.

［37］王程,马鑫文."三穴三法"推拿联合针刺治疗功能性便秘疗效观察[J].河北中医,2018,40(9):1399-1402,1407.

［38］李春日,荆秦,刘林,等.麦粒灸结合针刺与单纯针刺治疗慢性功能性便秘的疗效比较[J].世界华人消化杂志,2013,21(23):2359-2363.

［39］谢蕊,冯跃.足三里温和灸配合神阙静振推拿法治疗儿童脾虚气弱型功能性便秘临床观察[J].西部中医药,2021,34(6):119-122.

［40］叶翛然,吴丽芳,占桂平.穴位贴敷联合推拿治疗小儿脾肾亏虚型功能性便秘临床研究[J].新中医,2021,53(18):150-152.

［41］康年松,钱蓉,张娟娟,等.小儿推拿联合穴位贴敷治疗儿童功能性便秘75例临床观察[J].中医儿科杂志,2021,17(2):79-82.

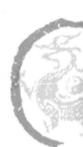

第九章　功能性便秘的中医外治疗法

第十章　功能性便秘的西医治疗

第一节　一般治疗

一、生活调摄

排便是受脊髓初级排便中枢和大脑皮质高级排便中枢的控制，以及多组肌群参与的协调动作，故可以通过训练建立起条件反射从而养成良好的排便习惯。结肠活动在晨醒和餐后时最为活跃，故建议患者在晨起或餐后 2 h 内尝试排便，排便时需集中注意力，减少外界因素的干扰[1]，因为只有建立良好的排便习惯，才能真正完全解决便秘问题。研究证实，相比于坐位排便，蹲位时腹压并无明显增加，但此时耻骨直肠肌放松，排便时的肛直角变大，使得直肠管腔变直、排便所需的张力越小，有利于粪便的排出[2]；蹲位排便时可缩短排便时间，改善排便费力，提高患者排便满意度[3~6]。故推荐便秘患者采取蹲位排便姿势。

在生活中，有规律的有氧运动可以有效地帮助缓解便秘，有利于肠道气体排出，改善腹胀[7]。也可选择适当进行诸如步行、慢跑、太极拳、八段锦等活动[8~10]。一般推荐的运动量为 30~60 min/d，至少每周 2 次[11]。尤其对久病卧床、运动量少的老年患者更有益[12]。另外，平静腹式深呼吸、腹部按摩和提肛运动等，可锻炼腹肌和提肛肌均有助于排便。

二、饮食调摄

功能性便秘患者应保证摄入充足水分及足够的膳食纤维。有研究表明[13]，慢性便秘的发生发展与膳食纤维减少、液体摄入减少相关。全球多个慢性便秘指南和(或)共识均将增加膳食纤维和饮水量作为慢性便秘的基础治疗措施。其中，膳食纤维对小肠中的某些酶具有抗水解作用，且不会被结肠吸收，故可留住肠腔水分并增加粪便体积。多项研究证实，增加膳食纤维可改善便秘症状谱，包括排便频率、粪便性状、排便疼痛和结肠转运时间等[14,15]。膳食纤维的摄入推荐量为 20~30 g/d[16]，采用"小剂量开始缓慢增加"的策略，并推荐尽量使用可溶性膳食纤维[14~17]，因为非可溶纤维是否具有通便作用现尚存在争议，但需要注意的是，部分便秘患者增加膳食纤维后可能加重腹胀、腹痛、肠鸣等不适，这是由于增多的膳食纤维导致肠道气体产生增加[17]。同时，每日 1.5~2 L 的液体摄入可有效减少慢性便秘的发生[18]。另外，平素可以适量食用能润肠通便的食物，如芝麻、蜂蜜、甜杏仁[19]等，均有助于改善便秘的症状。

因此,功能性便秘患者应保证摄入充足水分、适量的膳食纤维及适度运动,并养成良好的排便习惯。

第二节 药 物 治 疗

一、容积性泻药

容积性泻药被 FDA 批准用于轻、中度便秘[20],常用药物包括欧车前、聚卡波非钙和麦麸等。其通过滞留粪便中的水分,增加粪便含水量和粪便体积起到通便作用。一项国外的研究发现[21],可溶性纤维可改善便秘患者的总体症状,增加每周自发性排便次数,减少排便间隔天数,适度改善排便频率。而非可溶纤维是否有通便作用尚存在争议。

全球多项临床研究结果显示,服用欧车前可改善慢性便秘患者的排便频率,且药物不良反应与对照组的差异无统计学意义,但在改善粪便性状和肠道传输时间方面仍存在争议[22~25]。聚卡波非钙在肠道形成亲水性凝胶,参与粪便形成,使粪便膨松柔软易于排出。该药在消化道不被吸收,长期使用安全,有助于患者建立良好的排便习惯[26~28]。容积性泻剂潜在的不良反应包括腹胀、食管梗阻、结肠梗阻,以及钙和铁吸收不良。因此,建议慢性便秘患者在服用容积性泻剂的同时应摄入足够水分[29]。

一项国内儿童功能性便秘患病率和纤维素治疗有效性的 Meta 分析显示,小麦纤维素是治疗儿童功能性便秘的有效药物[30]。另外,国内一项纳入 140 例患者的前瞻性自身对照、多中心临床研究发现,小麦纤维素颗粒用于妊娠期便秘的治疗可有效地减少患者排便困难、改善大便性状、增加排便次数、减轻大便不尽感等临床症状,服用方便,是用于妊娠期便秘的一种安全有效的治疗药物[31]。杨金英等[32]对 44 例妊娠期功能性便秘患者给予小麦纤维素颗粒治疗,有效率达 93.1%,并且无腹痛、腹泻等副作用。以上均可证明其有效性及安全性较高。

二、渗透性泻药

渗透性泻剂适用于轻、中度功能性便秘患者,药物包括聚乙二醇 4000 散、不被吸收的糖类(如乳果糖)和盐类泻药(如硫酸镁)。其中,聚乙二醇 4000 散口服后不会被肠道吸收、代谢,且其含钠量低,不会引起肠道净离子的吸收或丢失,不良反应少[33~36]。

多项大样本随机、双盲、安慰剂对照研究证实,富含电解质的聚乙二醇或者不含电解质的聚乙二醇在改善每周排便频率、粪便性状和便秘相关症状等方面的疗效均显著优于其他治疗组,且其不良反应更易于接受,耐受性更好,更易于控制。Meta 分析发现[37],聚乙二醇可增加患者 CSBM 次数(排便频率为 1.98 次/周,$P = 0.000\ 3$),聚乙二醇严重不良反应罕见,已被国际多项指南和共识意见推荐用于慢性便秘患者的长期治疗。陈银珍[38]用聚乙二醇 4000 散治疗成人功能性便秘 63 例,对照组使用乳果糖治疗,结果对照组总有效率 88.89%,观察组总有效率 95.24%,未见严重不良反应,安全性良好,故认为聚乙二醇 4000 散、乳果糖

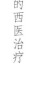

均是一种治疗成人功能性便秘疗效好,副作用少的药物。翟力平等[39]对 30 例老年习惯性便秘患者采用聚乙二醇 4000 散治疗,总有效率 76.6%,是老年习惯性便秘较为理想的治疗药物。龙小兰等[40]用聚乙二醇 4000 散治疗老年冠心病新发功能性便秘 88 例,对照组使用硫酸镁治疗,结果两组排便时间比较,试验组 67 例(76.14%)患者在服药 6 h 内开始排便,对照组有 35 例(50.00%)在该时间段排便。这证明聚乙二醇 4000 散治疗老年冠心病新发功能性便秘疗效可有效缩短其排便时间。

乳果糖作为益生元,在结肠中可被分解为乳酸和乙酸,促进生理性细菌的生长,两者疗效相当[41]。国内一项纳入 63 例患者的随机、多中心、双盲、安慰剂对照试验发现,乳果糖治疗后粪便性状得到改善,有效率达 61.3%,且未发生严重不良事件,为治疗妊娠期便秘的有效、安全药物[42]。Cao 等的一项随机、双盲、安慰剂对照试验,发现乳果糖治疗中国儿童慢性便秘具有良好的疗效和较好的安全性[43]。

大量口服盐类泻药使肠道形成高渗压,阻止肠内水分的吸收,扩张肠道、刺激肠壁,进而促进肠道蠕动,使粪便易于排除。但过量应用盐类泻药可引起电解质紊乱,老年人和肾功能减退者应慎用[44]。一项对长期用渗透性盐类泻药的老年性便秘患者的观察显示,有一部分患者会出现电解质紊乱的情况[45]。龙小兰等[40]用聚乙二醇 4000 散治疗老年冠心病新发功能性便秘 88 例,对照组 70 例使用硫酸镁治疗,有 35 例(50.00%)患者在服药 6 h 内开始排便,证明硫酸镁治疗老年冠心病新发便秘疗效确切,不良反应低。

三、刺激性泻药

刺激性泻剂可短期、按需服用,常用药物包括二苯基甲烷类(如比沙可啶、匹可硫酸钠)、蒽醌类(如鼠李皮、芦荟、番泻叶、大黄等)、蓖麻油等。刺激性泻剂是一类通过刺激结肠黏膜中的感觉神经末梢,增强肠道蠕动和肠道分泌的泻剂。国外一项随机对照双盲试验[46]将比沙可啶与安慰剂进行对照,结果显示比沙可啶可有效改善肠功能、便秘相关症状及疾病相关生活质量,证明短期按需服用比沙可啶是安全有效的。一项 Meta 分析发现,刺激性泻剂对慢性特发性便秘(chronic idiopathic constipation, CIC)有较好的疗效,但需要服用刺激性泻剂治疗的患者发生严重不良反应的危险度升高[47]。

蒽醌类化合物主要包括大黄素、大黄酸、大黄素甲醚、大黄酚及芦荟大黄素,是许多蒽醌类药物的主要活性成分,致泻的机制主要是口服这些泻剂后,结合型蒽醌苷类大部分未被小肠吸收,在大肠被细菌酶(主要为 β 葡萄糖苷酶)迅速水解为游离型大黄蒽醌酮和大黄酸,刺激肠黏膜及肠壁肌层内神经丛,促进肠蠕动而致泻。但是长期使用含蒽醌的植物性泻药会造成大肠黑变病,并且严重程度随着给药量的增加而增加[48,49]。资料表明大肠黑变病的患者中,结肠肿瘤的检出率均显著高于非大肠黑变病者[50,51]。但也有回顾性分析提示结肠黑变病和结肠癌之间的因果关系仍然不确定[52]。欧洲医药协会提出含有蒽醌类药物服用时间不能超过 2 周,2017 年 WHO 提出蒽醌类属于二级致癌物(动物致癌),但人体致癌仍需进一步研究。目前对长期使用蒽醌类泻剂能导致肠道结构性或者功能性的不良反应尚有争议。临床上应继续观察刺激性泻药的不良反应,尤其要注意长期应用刺激性泻剂可能引起的肠神经损害、结肠黑变病等问题[53]。

四、促动力药

促动力药对慢传输型便秘有较好的效果,代表药物有高选择性 5-HT4 受体激动剂普鲁卡必利。促动力药能作用于肠神经末梢,释放运动性神经递质,拮抗抑制性神经递质或直接作用于平滑肌,增加肠道动力,对慢传输型便秘有较好的效果[54,55]。促动力药的代表药物有高选择性 5-HT4 受体激动剂普鲁卡必利[56,57]。研究表明,普鲁卡必利能缩短结肠传输时间,安全性和耐受性良好。一项 Meta 分析共纳入 5 项 RCT 研究共 2 587 例患者,结果表明普鲁卡必利 2 mg/d、4 mg/d 均对慢性便秘有治疗作用,但 2 mg/d 因不良反应退出研究的患者比率<4 mg/d。系统评价结果提示普鲁卡必利 2 mg/d 治疗慢性便秘更安全有效[57]。汤慧君等[58]通过检索中外的权威数据库中有关普鲁卡必利治疗慢性便秘的疗效及安全性的随机对照试验进行 Meta 分析,提出普鲁卡必利是一种治疗功能性便秘的有效药物,不良反应少且较轻,对心脏无明显影响。

其他在研的新型 5-HT4 受体激动剂还包括 Naronapride、DSP-6952 等,研究显示 Naronapride 不被 CYP450 酶代谢,故药物-药物相互作用较少。与其他 5-HT4 激动剂相比,因其对 hERG 心脏通道的亲和力极小,Naronapride 的心血管风险更低[59]。DSP-6952 已通过体外药理学和非临床心血管安全性研究,其不存在通过冠状动脉血管收缩引起的心脏缺血风险,具有良好的心血管安全性[59],但其临床疗效及安全性仍需进一步研究证实。另临床常用 5-HT 受体激动剂有莫沙必利、伊托必利。有研究表明,莫沙必利通过激活豚鼠肠道 5-HT4 受体,促进结肠运动[60],可显著缩短豚鼠结肠传输时间[61]。Kim 等[62]研究比较莫沙必利对近端和远端结肠 5-HT4 密度变化的影响,发现莫沙必利可促进结肠运动,且这种促结肠运动的效果在近端结肠比远端结肠更明显。莫沙必利可作为一种有效地治疗便秘的药物,从而替代西沙比利或替加色罗。有研究指出,伊托必利的刺激可作用于整个胃肠道,且其对结肠收缩和转运的促进作用优于西沙比利和莫沙必利[63]。邓现培等[64]应用伊托必利对慢性便秘患者进行分型治疗,结果显示伊托必利对慢传输型便秘疗效较好,对出口梗阻型便秘(现称排便障碍性便秘)患者无效,对混合型便秘患者排便频率有改善,其余症状无变化。

五、鸟苷酸环化酶 C 激动剂

鸟苷酸环化酶 C(guanylate cyclase C,GC-C)激动剂可促进肠腔内液体分泌,加快结肠传输,改善腹部症状,代表药物有利那洛肽。多项大样本分析,利那洛肽的安全性得到证实,且对功能性便秘患者的排便及各种腹部症状有明显改善作用[65-68]。利那洛肽主要作用于消化道,口服生物利用度低,全身不良反应较小,常见不良反应为腹泻。Gabrio B 等[69]认为利那洛肽是治疗难治性便秘的新型药物,临床研究显示其能缓解便秘症状,具有较好的安全性,腹泻是其主要的不良反应。Lembo 等[70]试验观察到利那洛肽能显著增加完全自发性排便次数,提示该药亦有利于提升功能性便秘患者的主观排便体验。

其他的 GC-C 激动剂包括普卡那肽(plecanatide)近年已上市。已有研究表明,普卡纳肽在 3 mg、6 mg 剂量下有满意的临床疗效及安全性较高[71,72],但目前研究仍集中于疗效性和安全性。两者在机制上存在差异,普卡那肽与 GC-C 受体的结合具有 pH 依赖性。因此,大多数活动仅限于近端小肠的酸性部分,在远端小肠及结肠活动性并不高[73]。利那洛肽以 pH 无关的方式与 GC-C 受体结合,活性肽在大便中恢复,这表明利那洛肽在整个小肠和结肠活跃[71,74]。利那洛肽和普卡那肽在治疗 IBS-C 和慢性特发性便秘方面表现出相似的功效和耐受性。两者之间没有观察到腹泻发生率的差异[71]。但目前药物说明书中的适应证为成人 IBS-C。

六、氯离子通道活化剂

氯离子通道活化剂作用于氯离子通道,可促进肠道内液体运输、分泌,代表药物有芦比前列酮。芦比前列酮通过促进肠上皮细胞的氯离子分泌入肠腔,改变粪便性状,减轻排便费力感,从而缓解排便的总体症状。其主要的不良反应有恶心、腹泻等。一项多中心随机双盲对照试验表明[75],芦比前列酮增加了慢性特发性便秘患者每周自发性排便次数,提高了慢性特发性便秘患者的生活质量。一项多中心研究发现[76],芦比前列酮通过短期(4 周)治疗能改善慢性患者的排便频率及其他便秘相关特征,其常见的不良反应是轻中度恶心。一项 Meta 分析结果显示[77],芦比前列酮在慢性特发性便秘的短期治疗中安全有效,但其在长期治疗中仍需严格评估。FDA 已批准将芦比前列酮用于慢性特发性便秘的治疗[78],但国内并未上市。

七、微生态制剂

微生态制剂可作为治疗功能性便秘的方法之一,包括益生菌、益生元、合生元及粪菌移植。益生菌是指摄入足够数量后,能对宿主起有益健康作用的活的微生物。益生元是指一类虽不被宿主消化吸收,但可选择性刺激肠道内一种或数种细菌生长繁殖的可发酵食物。合生元是同时含有益生菌和益生元的制剂。

益生菌能够改善功能性便秘患者的临床症状,如增加排便次数、缩短肠道传输时间、改变大便形状,提高患者生活质量[79,80]。但益生菌治疗便秘目前仍作为辅助手段,且以乳酸杆菌与双歧杆菌属两者为主。对于临床疗效尚存争议。近年来,一项关于益生菌治疗成人功能性便秘的 Meta 分析,结果表明规律摄入益生菌或益生元制剂 2 周后,每周排便次数较基线增加每周 1.46 次[81~83];国内多位学者采用自身对照方式,发现使用益生菌 1 个月左右,便秘相关症状总评分和粪便性状总评分均显著降低[84~90]。研究发现,添加罗伊乳杆菌饮食可有效增加功能性便秘患者的肠蠕动频率,改善患者便秘症状[91]。李豪等[92]在一项关于双歧杆菌三联活菌制剂治疗功能性便秘临床疗效的 Meta 分析中发现,双歧杆菌三联活菌制剂能有效降低功能性便秘的复发率,其联合乳果糖、聚乙二醇 4000 散疗效更好,但是样本量偏少,随访时间偏短,无法评价其长期治疗的安全性及有效性。故推测益生菌改善便秘症状的可能机制:纠正微生态失调,刺激肠壁神经,改变肠腔分泌功能,促进肠道动力恢复[93]。但国外亦有研究表明,即使将干预周期延长至 4 周,相对于对照组,消化道症状如腹痛、胀气未见明显缓解[94]。一项对 7 项随机对照试验进行的 Meta 分析显示,服用由低聚果糖和益生菌菌株组成的合生元,与安慰剂相比,更能改善大便频率、性状及便秘严重程度评分[95]。目前关于益生元、合生元与功能性便秘的研究较少。

功能性便秘的中西医结合诊疗

粪便菌群移植(fecal microbiota transplantation,FMT)指将正常健康人粪便中肠道功能菌群分离后,通过一定方式移植到患者肠腔中,重塑患者肠道菌群而达到治疗疾病的目的。刘巧云等[96]对顽固性功能性便秘患者行 FMT 治疗,同时联合聚乙二醇电解质散剂,疗程 4 周,随访 3 个月结果显示,患者的临床治愈率为 37.1%,改善率为 77.1%,便秘患者症状评分量表(PAC-SYM)、便秘患者生命质量量表(PAC-QOL)、Zung 焦虑自评量表及抑郁自评量表评分均较治疗前明显减低,治疗期间及随访期间均未发生严重不良反应。田宏亮等[97]对 20 例慢传输型便秘患者进行 FMT,治疗 8 周后 12 例患者获得临床改善,7 例患者获得临床治愈。Tian H 等[98]通过经鼻空肠管方式对 24 例慢传输型便秘患者进行连续 3 天 FMT,并在治疗后随访 3 个月,通过评估患者的临床改善率、缓解率及每周排便次数,在第 12 周便秘患者临床改善率和缓解率分别为 50%、37.5%,大便次数从治疗前每周平均 1.8 次增加到治疗后第 12 周的 4.1 次。Ge X 等[99]采用 FMT 联合可溶性膳食纤维治疗慢传输型便秘,在 12 周随访期间记录临床改善和缓解率、每周排便次数结肠传输时间、PAC-SYM 评分和胃肠生活质量指数(GIQLI)评分,在研究结束时,便秘患者的临床改善和缓解分别达到 66.7% 和 42.9%,患者的排便次数、结肠传输时间和 GIQLI 评分较前都有明显改善。结果证明粪菌移植治疗慢传输型便秘是安全有效的。FMT 作为一种新的治疗手段,可供医生和患者选择。但近年来研究发现,慢传输型便秘患者通过 FMT 后排便次数明显增加,4 周时症状缓解率可达71.4%,但 12 周时症状缓解率仅为 42.9%[100,101]。另一项 Meta 分析提示 FMT 治疗慢性便秘的短期效果明显,但缺乏长期的有效率观察。此外,上、中消化道途径的 FMT 应用疗效无明显差异[102]。目前 FMT 仍存在许多有待解决的问题,如供菌者选择、移植剂量、移植频率等,且由于移植他人粪便具有一定的风险性,如传播供者体内的病毒、致病菌等。

八、回肠胆汁酸转运抑制剂

回肠胆汁酸转运抑制剂是通过抑制回肠胆汁酸转运,调节胆汁酸盐的肠肝循环,促进胆汁酸盐的合成并将其排入肠腔,从而发挥促肠道分泌及动力作用。其在研药物为 Elobixibat,又名 A3309,是一类高选择性回肠胆汁酸转运抑制剂。一项 3 期随机双盲安慰剂对照试验发现,Elobixibat 能明显改善慢性便秘患者的排便频率,短期疗效较好[103]。另有多项研究发现 Elobixibat 还能改善便秘的各种症状,如排便困难、排便不尽感等,且其不良反应的发生率较低,认为 Elobixibat 在短时间内对慢性便秘都是有效的和安全的,其常见不良反应为剂量依赖型腹部绞痛和腹泻[104,105]。Elobixibat 仍在日本进行Ⅲ期临床试验,其疗效及安全性尚需大规模研究进一步证实[106]。

第三节　生物反馈治疗

生物反馈疗法是利用现代生理科学仪器,通过人体生理或病理信息的自身反馈,使患者经过特殊训练后,进行有意识的意念控制和心理训练,从而达到消除病理过程、恢复身心健康、防治疾病的目的[107]。1973年Birk针对癫痫、哮喘及偏头痛等提出生物反馈疗法及行为医学概念,1987年Bleijenberg将其应用于慢性便秘的治疗,生物反馈疗法在便秘的治疗中逐渐得到广泛应用,已成为排便障碍型便秘的首选治疗方法[108]。生物反馈治疗是一种基于行为医学的生物治疗方法,可松弛痉挛的盆底肌张力,调整盆底肌排便的协调作用,具有操作简便、无不良反应、无依赖性、操作非侵入性、易耐受、可门诊治疗等优点[109]。

生物反馈已是功能性排便障碍的一线治疗方法。循证医学证实生物反馈是盆底肌功能障碍所致便秘的有效治疗方法[110]。生物反馈是一种在行为疗法基础上发展的心理治疗技术,可能是通过改善不协调排便患者的双向脑肠轴功能失调而发挥作用[111]。国内研究显示出口梗阻型便秘(现称功能性排便障碍)的平均疗效为71%[112]。生物反馈治疗能持续改善患者的便秘症状、心理状况和生活质量[113],且远期疗效稳定[114]。

陈会林等对符合功能性脾胃病罗马Ⅲ标准的188例患者行肛管压力测定和盆底肌电评估,实施生物反馈治疗。结果显示188例中174例临床症状和肛管肌电图均得到极大改善,从而得出生物反馈是治疗功能性便秘尤其是功能性排便障碍的有效方法[115]。Chinarioni等[114]开展一项随机对照试验发现生物反馈训练对盆底协同动作障碍便秘患者的远期疗效显著,至少可以维持2年,无下降趋势。葛宁等[116]通过观察23例生物反馈训练治疗功能性便秘的疗效,发现其临床总有效率高达91.3%,说明生物反馈训练治疗能够明显改善功能性便秘患者的临床症状,提高结肠传输功能,增强腹肌、肛门括约肌的收缩和舒张功能,治疗功能性便秘效果满意。张跃[117]通过观察70例生物反馈治疗慢性功能性便秘患者,将其与常规的一般性治疗对比发现生物反馈组患者治疗总有效率及便秘症状评分显著优于常规治疗组,且无明显不良反应发生,安全可靠,证明生物反馈治疗值得临床推广应用。以上均证明生物反馈治疗功能性便秘疗效佳,且远期疗效显著,无明显不良反应,值得临床推广应用。

有研究表明生物反馈训练对功能性排便障碍两个亚型均有效[118,119]。对慢传输型便秘及正常传输型便秘同样有效[120],但不是生物反馈治疗的指征,条件允许者可试用,也可作为混合型便秘的联合治疗方法之一。近期一项研究显示家庭训练对患者肠道症状和生理功能恢复与医院训练疗效相似,但家庭训练扩大了生物反馈治疗的可获得性和适用范围[121]。

第四节 其 他 治 疗

一、肉毒素注射

肉毒素作用于胆碱能运动神经末梢,干扰乙酰胆碱的释放,使肌纤维不能收缩致使肌肉松弛,其本质上就是治疗肌肉神经功能亢进。张勇[122]等在三维腔内超声引导下对31例生物反馈治疗不满意患者的耻骨直肠肌、肛门外括约肌注射肉毒素,2周后进行生物反馈训练一个月,显示休息和排便时肛管的压力下降,排便时的直肠压力没有变化,球囊排出率从0%增加到74.2%。一项Meta分析结果显示肉毒素注射治疗成人排便功能障碍症状的改善率为 29.2% ~ 100%,不良反应发生率为 0 ~ 70%,提示支持肉毒素治疗功能性排便障碍的证据较差[123]。肉毒素注射可作为功能性排便障碍的选择方法之一。

二、骶神经刺激

骶神经调节术(sacral neuromodulation,SNM)作为治疗便秘的一种新兴手段,在国外已经取得一定临床效果。目前认为骶神经刺激(Sacral nerve stimulation,SNS)对肛门直肠功能的影响发生在盆腔传入或中枢水平,SNS 主要通过 $S_{2~4}$ 神经,引起阴部神经、肛门括约肌/盆底的传入感觉纤维,以及来自盆神经的自主纤维的兴奋,从而达到调节直肠肛门肌肉的作用[124]。

Meta 分析结果显示,SNS 治疗便秘的总体应答率为 56.9%,总体远期有效率为 40.1%,植入永久性刺激器后的远期有效率为 73.2%,平均随访 31 个月,刺激仪取出率为 8% ~ 23%[125],主要原因是发生了不良反应、患者撤回同意书等。一项回顾性研究纳入 61 例慢性便秘患者,其中 42 例植入永久性兼神经刺激器(14 例慢传输型便秘、15 例排便障碍型便秘、13 例混合型便秘),随访 51 ± 15 个月。结果显示,患者的克利夫兰便秘评分(Cleveland constipation scoring scale, CCS)从基线时的 17 ± 6 分降至植入永久性髓神经刺激器后的 9 ± 6 分($P <0.001$)。其中排便障碍型便秘患者的疗效比慢传输型便秘显著,以 CCS 降低 50% 以上来衡量,60% 的排便障碍型便秘患者和 19% 的慢传输型便秘患者达标[126]。

2014 年 Ratto 等[126]基于远期效果观察,对 42 例便秘患者进行为期 3 年的随访,结果显示 SNM 治疗后 CCS 明显下降,47% 的患者生活质量改善程度超过 50%,SNM 术后患者的健康状况显著提高,认为 SNM 的临床疗效对便秘患者可以持续存在。Van Der Wilt 等[127]对 30 例青少年便秘患者进行 SNM 治疗同样发现其效果显著,且可持续一段时间。但骶神经刺激治疗功能性便秘的疗效尚有争议,《欧洲骶骨神经电刺激术治疗大便失禁和便秘共识》认为,SNS 治疗慢性便秘的证据尚不充分,仍需进一步研究证实。近年多项研究表明植入性骶神经刺激术可以改善便秘情况,提高生活质量,但在长期的随访中常有植入部位、骶部、肛门部疼痛,甚者需要再次手术干预[128~130]。

一项研究报道,临时治疗阶段的 44 例患者中,8 例出现 1 级并发症(电极部位疼痛、直肠出血、尿潴留、腹痛、焦虑、铅断裂和刺激器的故障),4 例出现 2 级并发症(痉挛加重、便秘加重、高血糖和过敏反应);植入永久刺激器的 15 例患者中,记录了 5 个不良事件,3 个是 2 级(发生浅表感染、高血糖和刺激部位疼痛各 1 例),2 个是 3 级(因严重感染取出刺激器和行修复手术各 1 例)[131]。SNS 中若出现严重并发症需外科手术处理。一项回顾性研究发现,随访 1 ~ 99 个月,28.8% (36/125) 的患者需要外科手术处理,患者需手术处理的适应证包括铅损伤、无法忍受的疼痛、骶神经刺激功效丧失等[132]。因此,SNS 可作为功能性便秘患者便秘症状持续超过 1 年且内科常规治疗无效的选择之一。

三、精神心理治疗

目前学术界普遍认为功能性便秘发病机制是生物-心理-社会综合原因,不是单一疾病的简单模式。研究[133]显示功能性便秘患者心理障碍发生率是普通人群的 14 倍,65% 的患者存在不同程度的精神心理疾病。Ranasinghe 等[134]调查 1 697 例青少年志愿者,年龄 13~18 岁,发现其便秘发生率为 6.7%,其中伴有心理障碍者高达 33.3%。功能性便秘患者存在不同程度精神和心理等脑功能障碍的表现,故应重视精神心理因素在功能性便秘发生中的作用。因此,对合并精神心理症状的便秘患者需先进行社会心理评估,再给予相应的治疗。社会心理评估常用量表包括焦虑自评量表(self-rating anxiety scale, SAS)、抑郁自评量表(self-rating depression scale, SDS)、广泛性焦虑障碍量表(generalized anxiety disorder, GAD-7)、病人健康问卷抑郁自评量表(patient health questionnaire-9, PHQ-9)、汉密尔顿抑郁量表(Hamilton depression scale, HAMD)、汉密尔顿焦虑量表(Hamilton anxiety scale, HAMA)、健康调查简表 SF-36(the MOS item short from health survey, SF-36)和便秘患者生命质量量表(patient assessment of constipation quality of life questionnaire, PAC-QOL)。王俊萍等[135]用 SCL-90 自评量表评估功能性便秘患者,其总分、人际关系、敏感、抑郁、焦虑、偏执等方面的得分明显高于健康者。

心理治疗包括健康教育、心理治疗、认知行为、药物治疗等。苏丽萍等[136]通过对 42 例职业女性功能性便秘患者进行心理、生理、社会全方位认知行为干预,有效改善患者的临床症状,总有效率达 71.4%。胡永萍等[137]为探讨认知护理对功能性便秘患者心理状态和生活质量的影响,对 120 例功能性便秘患者进行研究,结果显示认知护理对改善功能性便秘患者的心理状况、生活质量、社会功能及病情均有显著意义。崔曼莉等[138]应用复方聚乙二醇电解质散联合心理干预治疗功能性便秘,得出联合治疗不仅能改善患者的便秘症状,还可以纠正患者的焦虑抑郁,提高聚乙二醇电解质散的临床疗效,明显改善患者的生活质量,但疗程较长,需注意长期监控。Li 等[139]应用精神心理治疗联合生物反馈治疗功能性便秘亦取得不错的临床疗效,总有效率为 83.3%。

对于合并明显心理障碍的患者可给予抗焦虑抑郁药治疗[133,140,141]。此外,有报道经颅微电流刺激通过对脑电波的改善,以及调节大脑各种神经递质的分泌,可以改善便秘患者的焦虑、抑郁等心理状态[142~144],其工作原理为放在耳垂上的耳夹电极产生微弱的电流来刺激大脑,从而改善脑电波,调节应激激素和分泌大脑神经递质,从而达到治疗精神疾病的目的[145]。

第五节 外科治疗

当系统保守治疗后无效的功能性便秘患者可考虑手术治疗。应慎重掌握手术指征,针对病变选择相应的手术。

一、慢传输型便秘

(一)慢传输型便秘手术指征

国内便秘外科诊治指南中提出慢传输型便秘手术指征[146,147]:①符合功能性脾胃病罗马Ⅳ标准;②结肠传输试验明显延长;③经过2年以上的系统非手术治疗无效;④排粪造影或盆腔四重造影能够明确无合并功能性排便障碍;⑤钡灌肠或结肠镜检查排除结直肠器质性疾病;⑥严重影响日常生活工作,患者强烈要求手术;⑦无严重的精神障碍。

(二)手术方式

手术方式主要包括全结肠切除回直肠吻合术(total colectomy with ileorectal anastomosis,TAC-IRA)、结肠次全切除术(subtotal colectomy cecal-rectal anastomosis,SCCRA)、结肠旷置术、回肠造口术等。

1. 全结肠切除回直肠吻合术

全结肠切除回直肠吻合术即切除从回肠末端至直肠上段范围内的结肠行回肠直肠吻合。该术式适用于全结肠动力障碍的慢传输型便秘患者。由于该术式切除了导致慢传输型便秘的大部分病灶,相对缩短了肠腔内容物的运输路程与时间,使更多的液性粪便直接进入直肠,可明显改善患者的排便困难症状。该术式早在20世纪初就被应用于临床,至今仍然是慢传输型便秘的主流术式[148,149]。多数研究表明TAC-IRA术后的结果是良好的,患者满意率在80%~100%。美国梅奥诊所(Mayo clinic)对110例患者长达11年的随访结果显示[150]:所有患者在进行该术式治疗后症状均有明显改善,其中有83%的患者不需要药物辅助即可保持大便规律,85%的患者对手术的结果表示满意。Arebi等[151]分析了1 443例手术治疗的慢性便秘患者,其中72%均为TAC-IRA手术,88%的患者都表示取得了满意的效果。刘宝华[152]总结了近10年国内外文献报道TAC-IRA治愈率,国内为92.5%(75%~100%),国外为84.9%(65%~100%)。由于该术式有术后长期有效率高、手术彻底、术后复发率低的特点,使该术式成为最传统有效的外科治疗慢传输型便秘的术式,一直被广泛采用[150~153]。但是该术式也有不足之处,其缺点就是并发症较多,主要问题为肠梗阻、顽固性腹泻及大便失禁,主要原因是TAC-IRA手术切除全部结肠手术创伤大,切除了回肠末端、盲肠和回盲瓣,导致回盲瓣的限制和逆蠕动功能丧失,从而出现上述并发症。刘宝华[152]总结近十年国内外文献,结果显示TAC-IRA术后肠梗阻发生率:国内为7.4%(9/121),国外为11.4%(31/272);TAC-IRA术后腹泻发生率:国内为13.2%(16/121),国外为2.6%(7/272)。King等[154]报道该术式术后有30%的患者出现腹泻,有10%的患者出现粘连性肠梗阻。Vaizey等[155]报道该术式长期有效率90%,但有20%的患者术后出现腹泻或排便失控。为延缓排空时间、减轻腹泻,2015年Chen等[156]采用全结肠切除联合逆蠕动侧侧回直肠吻合手术治疗STC的对比研究,短期疗效满意,减少了排便次数,改善了生活质量,但是远期疗效尚未进行进一步随访。尽管TAC-IRA术后会出现一定的并发症,但是从便秘复发率低的角度来看,全结肠切除术仍是改善排便困难最有效的术式[152,157]。

2. 结肠次全切除术

结肠次全切除术主要重建方式包括顺蠕动升结肠或盲肠直肠端端吻合术、逆蠕动盲直肠吻合术[158~160]。SCCRA的切除范围为升结肠至直肠中上段,根据吻合方式的不同,又分为两种:顺蠕动盲直吻合,即升结肠与直肠端端吻合;逆蠕动盲直吻合术,即盲肠底部与直肠上端行端端吻合。保留回盲部是为了保留回盲瓣的功能,可有效减少术后并发症,保留回盲部的长度应根据盲直肠吻合部位和方式的不同来掌握[161]。魏东等[161]认为保留回盲结合部以上 2~3 cm 升结肠,可有效降低术后腹痛的发生率。Knowles 等[162]的一项荟萃研究显示,SCCRA 治疗 STC 的总有效率为 86%;总并发症发生率约为 19%,术后肠梗阻发生率为 4%,腹泻发生率为 0~4%。SCCRA 虽然保留回盲部而更符合生理,但有便秘复发的风险,Ye 等[163]的研究中,34 例患者行次全结肠切除顺蠕动盲直吻合术,术后 1 年便秘症状复发率达 27%。江从庆等[164,165]发现,与 TAC-IRA 相比,次全结肠切除逆蠕动盲直吻合术后患者的失禁评分显著降低,生活质量评分显著升高,提示慢传输型便秘患者行次全结肠切除逆蠕动盲直吻合术可获得更好的功能和生活质量。其中金陵术的手术方式为结肠次全切除联合升结肠直肠侧侧吻合,被认为是安全、有效的创新治疗术式,能有效改善顽固性便秘患者排便功能障碍和生活质量[166]。姜军等[166]发表的一项纳入 1 100 例混合性便秘患者采用金陵术治疗的临床研究,患者术后 1 个月 Wexner 评分显著低于术前水平,术后 1 年的排便满意度高达 94.7%;但术后手术部位感染、吻合口出血、吻合口瘘、尿潴留、性功能障碍、便秘复发、肠梗阻、吻合口狭窄的发生率和病死率分别为 4.36%、5.45%、6.00%、6.91%、0.64%、0.45%、8.82%、4.00% 和 0.27%,术后并发症总发生率为 25.54%。该项研究是迄今国内有关便秘外科治疗的临床研究中纳入病例量最大的研究,从该项研究结果可以看出,金陵术在改善混合型便秘患者临床症状上较为有效。

3. 结肠旷置术

结肠旷置术治疗慢传输型便秘是在我国开展比较广泛的一种术式,手术方法是指不切除结肠,切断末端回肠或升结肠近端,乙状结肠或直肠上端,将回肠或回盲部与乙状结肠或直肠行端侧吻合。2003 年代全武等[167]报道了 14 例慢传输型便秘患者行结肠旷置术,结果发现结肠旷置术用于慢传输型便秘的治疗具有切口小、出血少、手术和住院时间短及花费少等优点,是治疗慢传输型便秘安全可行的手术方式之一。2013 年刘宝华等[168]总结了近 10 年国内 13 篇文献报道结肠旷置术,共 186 例,治愈率达 93.5%(76.9%~100%),而且并发症少。结肠旷置术具有手术创伤小、术后恢复快,围手术期并发症少的优点[169],最大限度保留了部分功能的结肠,术后便秘症状很快消失,生活质量明显提高,但是结肠旷置术的缺点也非常明显。因旷置结肠为盲袢,术后腹胀、腹痛的症状仍然存在,影响了手术疗效,部分患者需再次手术。魏东等[170]报道的 26 例行结肠旷置老年慢传输型便秘患者术后仍有明显腹痛患者占 26.92%(7/26)。一旦出现结肠综合征患者往往需要定期灌肠或结肠水疗排空粪便,严重者需要再次手术,故该术式不作为常规术式推广[167,171]。

4. 回肠造口术

回肠造口术适用于行结肠旷置术后出现盲袢综合征者和年老体弱的慢传输型便秘患者[172]。2005 年 Scarpa 等[173]报道 24 例便秘患者行回肠造口术,术后 6 例造口回缩,3 例造口周围脓肿,2 例造口旁疝,并发症发生率高达 45.83%;但是 Meurette 等[174]报道回肠造口手术应用于老年体弱的便秘患者时,能够明显改善便秘,提高患者生活质量。

以上各术式术后的可能并发症有以下几种。①粘连性肠梗阻:多发生在结肠(次)全切除术后。手术创面腹膜化、应用防粘连的药物与制剂及腹腔镜技术的运用等可降低肠梗阻发生率。②腹泻:多在 2 周至 3 个月逐渐缓解。腹泻严重者可应用蒙脱石散或盐酸洛哌丁胺胶囊等止泻药物治疗。③腹痛、腹胀:可能与小肠蠕动过快、结肠次全切除术中保留结肠过长、结肠旷置后盲袢综合征等有关。④便秘复发:主要因手术切除结肠范围不够、混合性便秘未纠正功能性排便障碍等导致。⑤手术创面淋巴漏:保持引流通畅是治疗关键,2~3 周多可自行闭合,手术创面的腹膜化和应用超声刀游离可减少淋巴漏的发生[175]。

(三)微创治疗

腹腔镜手术因具有创伤小、术后恢复快、住院时间短且具有美容效果等优点,被广泛地运用于慢传输型便秘的治疗[176]。1994 年 Leahy 等[177]设计了在手的辅助下利用腹腔镜施行结肠手术,2008 年 Hsiao 等[178]报道了手助腹腔镜结肠全切除回直肠吻合术,术后取得了良好的效果,且手术时间短,中转开腹率低等优点。1997 年,Ho 等[179]首次采用腹腔镜结肠全切除治疗慢传输型便秘;2005 年 Kessler 等[180]的研究证实腹腔镜全结肠切除术是一种安全可行的治疗慢传输型便秘的手术方式;2015 年魏东等[181]报道了 80 例腹腔镜结肠全切除逆蠕动盲直肠吻合术治疗慢传输型便秘取得了很好的疗效,且具有创伤小、出血少、痛苦少、恢复快、住院时间短、并发症少及手术切口更美观等优势,患者更乐于接受,增加了治疗的依从性。目前单孔腹腔镜[182]和机器人技术也已应用在慢传输型便秘手术治疗中,2014 年赵松等[183]首先报道了单孔腹腔镜结肠次全切除术治疗慢传输型便秘,近期取得了良好效果。由于腹腔镜微创所具备优势,利用腹腔镜治疗慢传输型便秘已成为多数外科医生的首选[184]。但是制约其普及的因素主要有:①腹腔镜结肠全切除和次全切除手术范围大、手术平面多、难度大,尤其是横结肠肝脾区解剖难,易发生脏器损伤;②腹腔镜下组织结构、解剖层次复杂,涉及腹腔内多个视野,需至少两次更换镜头位置,手术时间长;③对手术医生要求高,学习曲线长。相信随着便秘手术方式的进一步合理化及腹腔镜技术的发展,微创外科手术在慢传输型便秘治疗中将扮演更重要的角色[185]。

二、耻骨直肠肌痉挛综合征

耻骨直肠肌痉挛综合征手术指征:①排粪造影和肛肠肌电图诊断耻骨直肠肌痉挛;②排便困难症状严重[175]。手术方式主要有以下几种:①经肛门或骶尾入路的耻骨直肠肌束切断术;②闭孔内肌筋膜耻骨直肠肌融合术;③挂线疗法(Ib)[175,186]。刘佃温等[186]通过观察挂线疗法治疗耻骨直肠肌综合征所致慢性便秘的临床疗效。结果显示 160 例耻骨直肠肌综合征所致慢性便秘患者中,总有效率高达 98.7%,且治疗后肛管静息压和最长收缩时间均比治疗前显著降低($P<0.05$)。结果证明挂线疗法治疗耻骨直肠肌综合征所致慢性便秘起效快,操作简单,疗效确切。

------------------------------ 参 考 文 献 ------------------------------

[1] RAO S S. Constipation: evaluation and treatment of colonic and anorectal motility disorders[J]. Gastroenterol Clin North Am, 2007, 36(3):687.

[2] SAKAKIBARA R, TSUNOYAMA K, HOSOI H, et al. Influence of body position on defecation in humans[J]. Low Urin Tract Symptoms, 2010, 2(1):16-21.

[3] DROSSMAN D A, HASLER W L. Rome IV-functional gi disorders: disorders of gut-brain interaction[J]. Gastroenterology, 2016, 150(6):1257-1261.

[4] SIKIROV D. Comparison of straining during defecation in three positions: results and implications for human health[J]. Dig

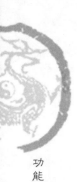

Dis Sci, 2003, 48(7):1201-1205.

[5] TAKANO S, SANDS D R. Influence of body posture on defecation:a prospective study of "The Thinker" position[J]. Tech Coloproctol, 2016, 20(2):117-121.

[6] GHOSHAL U C. Chronic constipation in Rome IV era：The Indian perspective[J]. Indian J Gastroenterol, 2017, 36(3): 163-173.

[7] SAHA L. Irritable bowel syndrome:pathogenesis, diagnosis, treatment, and evidence-based medicine[J]. World J Gastroenterol, 2014, 20(22):6759-6773.

[8] PARK K S, CHOI S C, PARK M I, et al. Practical treatments for constipation in Korea[J]. Korean J Intern Med, 2012, 27(3):262-270.

[9] 陈虹春,王俊英.老年功能性便秘病人的综合干预[J].护理研究,2014,28(27):3361-3362.

[10] MEARIN F, CIRIZA C, MÍNGUEZ M, et al. Clinical practice guideline:Irritable bowel syndrome with constipation and functional constipation in the adult[J]. Rev Esp Enferm Dig, 2016, 108(6):332-363.

[11] DROSSMAN D A, HASLER W L. Rome IV-functional GI disorders:disorders of gut-brain interaction[J]. Gastroenterology, 2016, 150(6):1257-1261.

[12] MARTINEZ GAGLIARDO K, CLEBIS N K, STABILLE S R, et al. Exercise reduces inhibitory neuroactivity and protects myenteric neurons from age-related neurodegeneration[J]. Auton Neurosci, 2008, 141(1-2):31-37.

[13] MARKLAND A D, PALSSON O, GOODE P S, et al. Association of low dietary intake of fiber and liquids with constipation: evidence from the national health and nutrition examination survey[J]. Am J Gastroenterol, 2013, 108(5):796-803.

[14] SUARES N C, Ford A C. Systematic review:the effects of fibre in the management of chronic idiopathic constipation[J]. Aliment Pharmacol Ther, 2011, 33(8):895-901.

[15] YANG J, WANG H P, ZHOU L, et al. Effect of dietary fiber on constipation:a meta analysis[J]. World J Gastroenterol, 2012, 18(48):7378-7383.

[16] WILEY J W, CHANG L. Functional bowel disorders[J]. Gastroenterology, 2018, 155(1):1-4.

[17] CHRISTODOULIDES S, DIMIDI E, FRAGKOS K C, et al. Systematic review with meta-analysis:effect of fibre supplementation on chronic idiopathic constipation in adults[J]. Aliment Pharmacol Ther, 2016, 44(2):103-116.

[18] LINDBERG G, HAMID S S, MALFERTHEINER P, et al. World Gastroenterology Organisation Global Guideline: constipation—a global perspective[J]. J Clin Gastroenterol, 2011, 45(6):483-487.

[19] 顾娇.便秘的形成及饮食治疗[A]//.中华中医药学会.中华中医药学会肛肠分会换届会议暨便秘专题研讨会论文专刊[C].沈阳:2007:2.

[20] AMERICAN COLLEGE OF GASTROENTEROLOGY CHRONIC CONSTIPATION TASK FORCE. An evidence-based approach to the management of chronic constipation in North America[J]. Am J Gastroenterol, 2005, 100(Suppl 1): S1-S4.

[21] SUARES N C, FORD A C. Systematic review:the effects of fibre in the management of chronic idiopathic constipation[J]. Aliment Pharmacol Ther, 2011, 33(8):895-901.

[22] ASHRAF W, PARK F, LOF J, et al. Effects of psyllium therapy on stool characteristics, colon transit and anorectal function in chronic idiopathic constipation[J]. Aliment Pharmacol Ther, 1995, 9(6):639-647.

[23] MCRORIE J W, DAGGY B P, MOREL J G, et al. Psyllium is superior to docusate sodium for treatment of chronic constipation[J]. Aliment Pharmacol Ther, 1998, 12(5):491-497.

[24] MARLETT J A, LI B U, PATROW C J, et al. Comparative laxation of psyllium with and without senna in an ambulatory constipated population[J]. Am J Gastroenterol, 1987, 82(4):333-337.

[25] ODES H S, MADAR Z. A double-blind trial of a celandin, aloevera and psyllium laxative preparation in adult patients with constipation[J]. Digestion, 1991, 49(2):65-71.

[26] CHIBA T, KUDARA N, SATO M, et al. Colonic transit, bowel movements, stool form, and abdominal pain in irritable bowel syndrome by treatments with calcium polycarbophil[J]. Hepatogastroenterology, 2005, 52(65):1416-1420.

[27] IWANAGA Y. Physicochemical and pharmacological characteristic and clinical efficacy of an anti-irritable bowel syndrome agent, polycarbophil calcium(Polyful)[J]. Nihon Yakurigaku Zasshi, 2002, 119(3):185-190.

[28] 聚卡波非钙协作组.聚卡波非钙治疗便秘型肠易激综合征的随机、双盲、安慰剂对照多中心临床试验[J].中华消化杂志,2007,27(10):685-688.

[29] EMMANUEL A V, TACK J, QUIGLEY E M, et al. Pharmacological management of constipation[J]. Neurogastroenterol Motil, 2009, 21(Suppl 2):41-54.

[30] 杨春松,张伶俐,任燕,等.国内儿童功能性便秘患病率和纤维素治疗有效性的文献评价[J].中国药事,2017,31(5): 579-583.

[31] 林建华,王正平,陈敦金,等.小麦纤维素颗粒治疗妊娠期便秘的多中心临床研究[J].中华消化杂志,2010,30(10): 759-761.

[32] 杨金英,刘磊,张国正.非比麸治疗妊娠期便秘的疗效观察[J].中外医学研究,2014,12(17):16-17.

[33] AMERICAN COLLEGE OF GASTROENTEROLOGY CHRONIC CONSTIPATION TASK FORCE. An evidence-based approach to the management of chronic constipation in North America[J]. Am J Gastroenterol, 2005, 100(Suppl 1): S1-S4.

[34] TACK J, MÜLLER-LISSNER S, STANGHELLINI V, et al. Diagnosis and treatment of chronic constipation—a European perspective[J]. Neurogastroenterol Motil, 2011, 23(8):697-710.

[35] 方秀才,柯美云,胡品津,等.聚乙二醇4000治疗成人功能性便秘疗效及安全性评价[J].中国新药杂志,2002,11 (6):479-483.

[36] 周丽雅,夏志伟,林三仁,等.聚乙二醇4000治疗成人慢性功能性便秘的多中心随机对照临床试验研究[J],中国临床药理学杂志,2001,17:7-10.

[37] BELSEY J D, GERAINT M, DIXON T A. Systematic review and meta analysis:polyethylene glycol in adults with non-organic constipation[J]. Int J Clin Pract, 2010, 64(7):944-955.

[38] 陈银珍.聚乙二醇4000治疗成人功能性便秘疗效观察[J].中外医学研究,2012,10(6):37-38.

[39] 翟力平,王晓伟.聚乙二醇4000治疗老年习惯性便秘疗效和安全性观察[J].中国误诊学杂志,2011,11(3):604.

[40] 龙小兰,黄楷森,熊国均.硫酸镁与聚乙二醇4000对老年冠心病新发功能性便秘的通便效果观察[J].华西医学, 2013,28(5):764-766.

[41] BOUHNIK Y, NEUT C, RASKINE L, et al. Prospective, randomized, parallel-group trial to evaluate the effects of lactulose and polyethylene glycol-4000 on colonic flora in chronic idiopathic constipation[J]. Aliment Pharmacol Ther, 2004, 19 (8):889-899.

[42] 乳果糖临床协作组.乳果糖治疗妊娠期妇女便秘的随机、双盲、安慰剂对照多中心临床研究[J].中华消化杂志, 2006,26(10):690-693.

[43] CAO Y, LIU S M. Lactulose for the treatment of Chinese children with chronic constipation:A randomized controlled trial [J]. Medicine (Baltimore), 2018, 97(52):e13794.

[44] MEARIN F, LACY B E, CHANG L, et al. Bowel disorders[J]. Gastroenterology, 2016, S0016-5085(16)00222-5.

[45] PASSMORE A P, WILSON-DAVIES K, STOKER C, et al. Chronic constipation in long stay elderly patients:a comparison of lactulose and a senna-fibre combination[J]. BMJ, 1993, 307(6907):769-771.

[46] KAMM M A, MUELLER-LISSNER S, WALD A, et al. Oral bisacodyl is effective and well-tolerated in patients with chronic constipation[J]. Clin Gastroenterol Hepatol, 2011, 9(7):577-583.

[47] FORD AC, SUARES N C. Effect of laxatives and pharmacological therapies in chronic idiopathic constipation:systematic review and meta-analysis[J]. Gut, 2011, 60(2):209-218.

[48] BENAVIDES S H, MORGANTE P E, MONSERRAT A J, et al. The pigment of melanosis coli:a lectin histochemical study [J]. Gastrointest Endosc, 1997, 46(2):131-138.

[49] BADIALI D, MARCHEGGIANO A, PALLONE F, et al. Melanosis of the rectum in patients with chronic constipation[J]. Dis Colon Rectum, 1985;28(4):241-245.

[50] KASSIM S A, ABBAS M, TANG W, et al. Retrospective study on melanosis coli as risk factor of colorectal neoplasm:a 3-year colonoscopic finding in Zhuhai Hospital, China[J]. Int J Colorectal Dis, 2020, 35(2):213-222.

[51] LIU Z H, FOO DCC, LAW W L, et al. Melanosis coli:harmless pigmentation? A case-control retrospective study of 657 cases[J]. PLoS One, 2017, 12(10):e0186668.

[52] BIERNACKA-WAWRZONEK D, STEPKA M, TOMASZEWSKA A, et al. Melanosis coli in patients with colon cancer[J]. Prz Gastroenterol, 2017, 12(1):22-27.

[53] 戴宁,侯晓华,袁耀宗,等.合理使用刺激性泻剂专家研讨会纪要[J].中华消化杂志,2013,33(10):708-709.

[54] 杨稀,杨勇军,刘仕鸿,等.中西药促胃肠动力药治疗慢传输型便秘的临床研究进展[J].川北医学院学报,2014,29 (6):546-551.

[55] SAJID M S, HEBBAR M, BAIG MK, et al. Use of prucalopride for chronic constipation:a systematic review and meta-analysis of published randomized, controlled trials[J]. J Neurogastroenterol Motil, 2016, 22(3):412-422.

[56] TACK J, MÜLLER-LISSNER S, STANGHELLINI V, et al. Diagnosis and treatment of chronic constipation—a European

perspective[J]. Neurogastroenterol Motil, 2011, 23(8):697-710.

[57] 侯毅,谷云飞,朱秉宜.普鲁卡必利治疗慢性便秘的系统评价[J].世界华人消化杂志,2014,22(4):588-595.

[58] 汤慧君,黄卫,吴胜兰,等.普卡必利治疗慢性便秘的疗效及安全性:Meta 分析[J].解放军医学杂志,2014,39(6):475-480.

[59] TACK J, CAMILLERI M, CHANG L, et al. Systematic review:cardiovascular safety profile of 5-HT(4) agonists developed for gastrointestinal disorders[J]. Aliment Pharmacol Ther, 2012, 35(7):745-767.

[60] INUI A, YOSHIKAWA T, NAGAI R, et al. Effects of mosapride citrate, a 5-HT4 receptor agonist, on colonic motility in conscious guinea pigs[J]. Jpn J Pharmacol, 2002, 90(4):313-320.

[61] JI S W, PARK H J, CHO J S, et al. Investigation into the effects of mosapride on motility of Guinea pig stomach, ileum, and colon[J]. Yonsei Med J, 2003, 44(4):653-664.

[62] KIM H S, CHOI E J, PARK H. The effect of mosapride citrate on proximal and distal colonic motor function in the guinea-pig in vitro[J]. Neurogastroenterol Motil, 2008, 20(2):169-176.

[63] TSUBOUCHI T, SAITO T, MIZUTANI F, et al. Stimulatory action of itopride hydrochloride on colonic motor activity in vitro and in vivo[J]. J Pharmacol Exp Ther, 2003, 306(2):787-793.

[64] 邓现培,赵丽萍,吴振军,等.应用伊托必利治疗慢性便秘的疗效观察[J].胃肠病学和肝病学杂志,2012,21(5):447-449.

[65] KETO Y, KOSAKO M. Pharmacological and clinical profile of linaclotide (Linzess®), a novel therapeutic agent for irritable bowel syndrome with constipation and chronic constipation[J]. Nihon Yakurigaku Zasshi, 2019, 153(6):289-298.

[66] NEE J W, JOHNSTON J M, SHEA E P, et al. Safety and tolerability of linaclotide for the treatment of chronic idiopathic constipation and irritable bowel syndrome with constipation:pooled Phase 3 analysis[J]. Expert Rev Gastroenterol Hepatol, 2019, 13(4):397-406.

[67] GEIJO M F, SÁNCHEZ G A, MARCOS P H, et al. Long-term results of linaclotide in the treatment of constipation-type irritable bowel syndrome[J]. Rev Esp Enferm Dig, 2018, 110(7):451-457.

[68] YANG Y, FANG J, GUO X, et al. Linaclotide in irritable bowel syndrome with constipation:A Phase 3 randomized trial in China and other regions[J]. J Gastroenterol Hepatol, 2018, 33(5):980-989.

[69] BASSOTTI G, USAI-SATTA P, BELLINI M. Linaclotide for the treatment of chronic constipation[J]. Expert Opin Pharmacother, 2018, 19(11):1261-1266.

[70] LEMBO A J, KURTZ C B, MACDOUGALL J E, et al. Efficacy of linaclotide for patients with chronic constipation[J]. Gastroenterology, 2010, 138(3):886-95. e1.

[71] SHAH E D, KIM H M, SCHOENFELD P. Efficacy and tolerability of guanylate cyclase-c agonists for irritable bowel syndrome with constipation and chronic idiopathic constipation:A systematic review and meta-analysis[J]. Am J Gastroenterol, 2018, 113(3):329-338.

[72] MAHAJAN R. Prucalopride:A recently approved drug by the food and drug administration for chronic idiopathic constipation[J]. Int J Appl Basic Med Res, 2019, 9(1):1-2.

[73] BASSOTTI G, USAI S P, BELLINI M. Plecanatide for the treatment of chronic idiopathic constipation in adult patients[J]. Expert Rev Clin Pharmacol, 2019, 12(11):1019-1026.

[74] 陈本川.治疗慢性特发性便秘新药——普卡那肽(plecanatide)[J].医药导报,2017,36(6):716-721.

[75] FUKUDO S, HONGO M, KANEKO H, et al. Lubiprostone increases spontaneous bowel movement frequency and quality of life in patients with chronic idiopathic constipation[J]. Clin Gastroenterol Hepatol, 2015, 13(2):294-301. e5.

[76] JOHANSON J F, MORTON D, GEENEN J, et al. Multicenter, 4-week, double-blind, randomized, placebo-controlled trial of lubiprostone, a locally-acting type-2 chloride channel activator, in patients with chronic constipation[J]. Am J Gastroenterol, 2008, 103(1):170-177.

[77] LI F, FU T, TONG W D, et al. Lubiprostone is effective in the treatment of chronic idiopathic constipation and irritable bowel syndrome:A systematic review and meta-analysis of randomized controlled trials[J]. Mayo Clin Proc, 2016,91(4):456-468.

[78] WILSON N, SCHEY R. Lubiprostone in constipation:clinical evidence and place in therapy[J]. Ther Adv Chronic Dis, 2015, 6(2):40-50.

[79] DIMIDI E, CHRISTODOULIDES S, FRAGKOS K C, et al. The effect of probiotics on functional constipation in adults:a systematic review and meta-analysis of randomized controlled trials[J]. Am J Clin Nutr, 2014, 100(4):1075-1084.

[80] 赵先平,肖新云,尹抗抗,等.微生态制剂对功能性便秘疗效的 Meta 分析[J].中国当代医药,2015,22(9):22-25.

功能性便秘的中西医结合诊疗

［81］ 王小蕾,王蔚虹,戴芸,等.益生菌/益生元制剂治疗功能性便秘效果的系统评价和 Meta 分析[J].临床药物治疗杂志,2014,12(4):33-38.

［82］ YOON J Y, CHA J M, OH J K, et al. Probiotics ameliorate stool consistency in patients with chronic constipation: A randomized, double-blind, placebo-controlled study[J]. Dig Dis Sci, 2018, 63(10):2754-2764.

［83］ MILLER L E, OUWEHAND A C, IBARRA A. Effects of probiotic-containing products on stool frequency and intestinal transit in constipated adults: systematic review and meta-analysis of randomized controlled trials[J]. Ann Gastroenterol, 2017,30(6):629-639.

［84］ 金庆崇,陈悦,宋娇.合生元制剂在功能性便秘治疗中的应用[J].实用药物与临床,2018,21(11):1279-1282.

［85］ RIEZZO G, CHIMIENTI G, ORLANDO A, et al. Effects of long-term administration of lactobacillus reuteri DSM-17938 on circulating levels of 5-HT and BDNF in adults with functional constipation[J]. Benef Microbes, 2019,10(2):137-147.

［86］ 潘登登,沈通一,秦环龙.益生菌制剂治疗慢性便秘的临床方案及策略[J].上海预防医学,2019,31(10):794-798.

［87］ KAMIŃSKI M, SKONIECZNA-ŻYDECKA K, ŁONIEWSKI I, et al. Are probiotics useful in the treatment of chronic idiopathic constipation in adults? A review of existing systematic reviews, meta-analyses, and recommendations[J]. Prz Gastroenterol, 2020, 15(2):103-118.

［88］ ZHANG C, JIANG J, TIAN F, et al. Meta-analysis of randomized controlled trials of the effects of probiotics on functional constipation in adults[J]. Clin Nutr, 2020,39(10):2960-2969.

［89］ ANZAWA D, MAWATARI T, TANAKA Y, et al. Effects of synbiotics containing bifidobacterium animalis subsp. lactis GCL2505 and inulin on intestinal bifidobacteria: A randomized, placebo-controlled, crossover study[J]. Food Sci Nutr, 2019,7(5):1828-1837.

［90］ GOTOH Y, NANBA F, SHIOYA N, et al. A dose-finding study for a supplement containing lactococcus lactis subsp. cremoris FC in healthy adults with mild constipation[J]. Biosci Microbiota Food Health, 2020,39(1):19-22.

［91］ OJETTI V, IANIRO G, TORTORA A, et al. The effect of lactobacillus reuteri supplementation in adults with chronic functional constipation: a randomized, double-blind, placebo-controlled trial[J]. J Gastrointestin Liver Dis, 2014,23(4): 387-391.

［92］ 李豪,杨永志,袁耀宗,等.双歧杆菌三联活菌制剂治疗功能性便秘临床疗效 Meta 分析[J].中国实用内科杂志,2016, 36(8):724-728.

［93］ 中华医学会消化病学分会胃肠动力学组,功能性胃肠病协作组.中国慢性便秘专家共识意见(2019,广州)[J].中华消化杂志,2019,39(9):577-598.

［94］ WAITZBERG D L, LOGULLO L C, BITTENCOURT A F, et al. Effect of synbiotic in constipated adult women-a randomized, double-blind, placebo-controlled study of clinical response[J]. Clin Nutr, 2013, 32(1):27-33.

［95］ YU T, ZHENG Y P, TAN J C, et al. Effects of prebiotics and synbiotics on functional constipation[J]. Am J Med Sci, 2017, 353(3):282-292.

［96］ 刘巧云,张松,曹海超,等.粪菌移植联合聚乙二醇治疗顽固性功能性便秘的疗效观察[J].现代生物医学进展,2016, 16(11):2066-2069.

［97］ 田宏亮,丁超,龚剑锋,等.粪菌移植治疗慢传输型便秘 20 例临床研究[J].中国实用外科杂志,2015,35(8): 873-875.

［98］ TIAN H, DING C, GONG J, et al. Treatment of slow transit constipation with fecal microbiota transplantation: A pilot study [J]. J Clin Gastroenterol, 2016,50(10):865-870.

［99］ GE X, TIAN H, DING C, et al. Fecal microbiota transplantation in combination with soluble dietary fiber for treatment of slow transit constipation: A pilot study[J]. Arch Med Res, 2016,47(3):236-242.

［100］ TIAN H, DING C, GONG J, et al. Treatment of slow transit constipation with fecal microbiota transplantation: A pilot study [J]. J Clin Gastroenterol, 2016,50(10):865-870.

［101］ GE X, TIAN H, DING C, et al. Fecal microbiota transplantation in combination with soluble dietary fiber for treatment of slow transit constipation: A pilot study[J]. Arch Med Res, 2016,47(3):236-242.

［102］ 孙岳婷.粪菌移植治疗慢性便秘的 Meta 分析[D].济南:山东大学,2019.

［103］ NAKAJIMA A, SEKI M, TANIGUCHI S, et al. Safety and efficacy of elobixibat for chronic constipation: results from a randomised, double-blind, placebo-controlled, phase 3 trial and an open-label, single-arm, phase 3 trial[J]. Lancet Gastroenterol Hepatol, 2018,3(8):537-547.

［104］ ABE T, KUNIMOTO M, HACHIRO Y, et al. Efficacy and safety of elobixibat in elderly patients with chronic constipation: A single-center, observational btudy[J]. J Anus Rectum Colon, 2020,4(3):122-127.

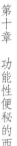

[105] TOMIE A, YOSHIDA N, KUGAI M, et al. The efficacy and safety of elobixibat for the elderly with chronic constipation:A multicenter retrospective cohort study[J]. Gastroenterol Res Pract, 2020:9656040.doi:10.1155/2020/9656040.

[106] MOSIŃSKA P, FICHNA J, STORR M. Inhibition of ileal bile acid transporter:An emerging therapeutic strategy for chronic idiopathic constipation[J]. World J Gastroenterol, 2015,21(24):7436-7442.

[107] 罗媛媛.功能性便秘的非药物治疗研究进展[J].中西医结合心血管病电子杂志,2020,8(27):20-21.

[108] CHIARIONI G, SALANDINI L, WHITEHEAD W E. Biofeedback benefits only patients with outlet dysfunction, not patients with isolated slow transit constipation[J]. Gastroenterology, 2005,129(1):86-97.

[109] 丁曙晴.慢性便秘生物反馈治疗[J].中国实用外科杂志,2013,33(11):929-932.

[110] LINDBERG G, HAMID S S, MALFERTHEINER P, et al. World Gastroenterology Organisation global guideline: Constipation—a global perspective[J]. J Clin Gastroenterol, 2011,45(6):483-487.

[111] RAO S S, BENNINGA M A, BHARUCHA A E, et al. ANMS-ESNM position paper and consensus guidelines on biofeedback therapy for anorectal disorders[J]. Neurogastroenterol Motil, 2015,27(5):594-609.

[112] 丁曙晴,丁义江.盆底表面肌电生物反馈在出口梗阻性便秘诊治中的应用[J].中华物理医学与康复杂志,2009, 31(5):349.

[113] RAO S S, SEATON K, MILLER M, et al. Randomized controlled trial of biofeedback, sham feedback, and standard therapy for dyssynergic defecation[J]. Clin Gastroenterol Hepatol, 2007,5(3):331-338.

[114] CHIARIONI G, WHITEHEAD W E, PEZZA V, et al. Biofeedback is superior to laxatives for normal transit constipation due to pelvic floor dyssynergia[J]. Gastroenterology, 2006,130(3):657-664.

[115] 陈会林,王启,陈宏美.生物反馈训练治疗功能性便秘188例[J].中国中西医结合外科杂志,2013,19(2):177-179.

[116] 葛宁,李宾,罗淑萍,等.生物反馈训练治疗功能性便秘效果观察[J].山东医药,2016,56(22):90-91.

[117] 张跃.生物反馈治疗慢性功能性便秘的疗效研究[J].当代医学,2021,27(10):59-61.

[118] 张星,林征,王美峰,等.生物反馈训练对不同亚型功能性排便障碍患者临床症状、心理状况和生命质量的影响[J]. 中华消化杂志,2015,35(9):606-610.

[119] WOODWARD S, NORTON C, CHIARELLI P. Biofeedback for treatment of chronic idiopathic constipation in adults[J]. Cochrane Database Syst Rev, 2014(3):CD008486.

[120] CHIOTAKAKOU-FALIAKOU E, KAMM M A, ROY A J, et al. Biofeedback provides long-term benefit for patients with intractable, slow and normal transit constipation[J]. Gut, 1998,42(4):517-521.

[121] RAO S S C, VALESTIN J A, XIANG X, et al. Home-based versus office-based biofeedback therapy for constipation with dyssynergic defecation:a randomised controlled trial[J]. Lancet Gastroenterol Hepatol, 2018,3(11):768-777.

[122] ZHANG Y, WANG ZN, HE L, et al. Botulinum toxin type-A injection to treat patients with intractable anismus unresponsive to simple biofeedback training[J]. World J Gastroenterol, 2014,20(35):12602-12607.

[123] CHAICHANAVICHKIJ P, VOLLEBREGT P F, SCOTT S M, et al. Botulinum toxin type-A for the treatment of dyssynergic defaecation in adults:a systematic review[J]. Colorectal Dis, 2020,22(12):1832-1841.

[124] 秦兵芬,汤献忠,陈俊.球囊逼出试验对功能性出口梗阻型便秘的诊断价值[J].中国肛肠病杂志,2006,2(1).23-24.

[125] PILKINGTON S A, EMMETT C, KNOWLES C H, et al. Surgery for constipation: systematic review and practice recommendations: results V:sacral nerve stimulation[J]. Colorectal Dis, 2017,19 Suppl 3:92-100.

[126] RATTO C, GANIO E, NALDINI G, et al. Long-term results following sacral nerve stimulation for chronic constipation[J]. Colorectal Dis, 2015, 17(4):320-328.

[127] VAN DER WILT A A, VAN WUNNIK B P, STURKENBOOM R, et al. Sacral neuromodulation in children and adolescents with chronic constipation refractory to conservative treatment[J]. Int J Colorectal Dis, 2016,31(8):1459-1466.

[128] SOUTHWELL B R. Electro-neuromodulation for colonic disorders-review of meta-analyses, systematic reviews, and RCTs [J]. Neuromodulation, 2020,23(8):1061-1081.

[129] DINNING P G, HUNT L, PATTON V, et al. Treatment efficacy of sacral nerve stimulation in slow transit constipation: a two-phase, double-blind randomized controlled crossover study[J]. Am J Gastroenterol, 2015, 110(5):733-740.

[130] CHANG L, LEMBO A J, LAVINS B J, et al. The impact of abdominal pain on global measures in patients with chronic idiopathic constipation, before and after treatment with linaclotide: a pooled analysis of two randomised, double-blind, placebo-controlled, phase 3 trials[J]. Aliment Pharmacol Ther, 2014,40(11-12):1302-1312.

[131] GRAF W, SONESSON A C, LINDBERG B, et al. Results after sacral nerve stimulation for chronic constipation[J]. Neurogastroenterol Motil, 2015,27(5):734-739.

[132] ZEITON M, FAILY S, NICHOLSON J, et al. Sacral nerve stimulation—hidden costs (uncovered)[J]. Int J Colorectal

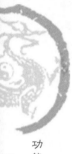

功能性便秘的中西医结合诊疗

Dis, 2016,31(5):1005-1010.

[133] HOSSEINZADEH S T, POORSAADATI S, RADKANI B, et al. Psychological disorders in patients with chronic constipation[J]. Gastroenterol Hepatol Bed Bench, 2011, 4(3):159-163.

[134] RANASINGHE N, DEVANARAYANA N M, BENNINGA M A, et al. Psychological maladjustment and quality of life in adolescents with constipation[J]. Arch Dis Child, 2017, 102(3):268-273.

[135] 王俊萍,段丽萍,叶红军,等.功能性便秘患者的精神心理状况及生活质量评估[J].中华内科杂志,2008,47(6):460-461.

[136] 苏丽萍,周艳丽,陆靖,等.认知行为干预对职业女性功能性便秘生活质量的影响[J].现代医药卫生,2014,30(9):1344-1345.

[137] 胡永萍,张莉.功能性便秘患者心理状态和生活质量经认知护理干预的临床效果[J].结直肠肛门外科,2016,22(S2):221-222.

[138] 崔曼莉,张超,张明鑫,等.复方聚乙二醇电解质散联合心理干预治疗功能性便秘临床疗效观察[J].山西医科大学学报,2016,47(10):918-922.

[139] LI J, CHEN Y Y, CHEN G, et al. Clinical effects of biofeedback therapy combined with mental and psychological treatment for functional constipation[J]. China Journal of Modern Medicine, 2016, 26(3):141-144.

[140] ZHOU L, LIN Z, LIN L, et al. Functional constipation: implications for nursing interventions[J]. J Clin Nurs, 2010, 19(13-14):1838-1843.

[141] 朱芬芬,林征,林琳.功能性便秘患者生活质量的研究[J].中华消化杂志,2007,27(5):356-358.

[142] 陈一心,虞琳,张久平,等.儿童混合性焦虑抑郁障碍微量生物电脑导入刺激治疗结果[J].上海精神医学,2007(4):203-205,232.

[143] GONG B Y, MA H M, ZANG X Y, et al. Efficacy of cranial electrotherapy stimulation combined with biofeedback therapy in patients with functional constipation[J]. J Neurogastroenterol Motil, 2016, 22(3):497-508.

[144] 王静,丁曙晴.经颅微电流刺激干预对盆底失弛缓型便秘相关焦虑、抑郁的影响[J].中医药临床杂志,2015,27(10):1455-1457.

[145] NARDONE R, HÖLLER Y, LEIS S, et al. Invasive and non-invasive brain stimulation for treatment of neuropathic pain in patients with spinal cord injury: a review[J]. J Spinal Cord Med, 2014, 37(1):19-31.

[146] 刘宝华,魏东,杨新庆,等.便秘外科诊治指南(2017)[J].中华胃肠外科杂志,2017,20(3):241-243.

[147] 刘宝华.慢性便秘手术治疗的适应证和注意事项[J].中华内科杂志,2015,54(7):590-593.

[148] PERRIER G, PEILLON C, TESTART J. Modifications of the Deloyers procedure in order to perform a cecal-rectal anastomosis without torsion of the vascular pedicle[J]. Ann Chir, 1999, 53(3):254.

[149] 张东铭.盆底肛门直肠外科理论与临床.北京:人民军医出版社,2011:411.

[150] HASSAN I, PEMBERTON J H, YOUNG-FADOK T M, et al. Ileorectal anastomosis for slow transit constipation: long-term functional and quality of life results[J]. J Gastrointest Surg, 2006, 10(10):1330-1337.

[151] AREBI N, KALLI T, HOWSON W, et al. Systematic review of abdominal surgery for chronic idiopathic constipation[J]. Colorectal Dis, 2011, 13(12):1335-1343.

[152] 刘宝华.慢传输型便秘手术方式及其对疗效影响[J].中国实用外科杂志,2013,33(11):986-989.

[153] PLUTA H, BOWES K L, JEWELL L D. Long-term results of total abdominal colectomy for chronic idiopathic constipation. Value of preoperative assessment[J]. Dis Colon Rectum, 1996, 39(2):160-166.

[154] KING S K, SUTCLIFFE J R, ONG S Y, et al. Substance P and vasoactive intestinal peptide are reduced in right transverse colon in pediatric slow-transit constipation[J]. Neurogastroenterol Motil, 2010, 22(8):883-e234.

[155] VAIZEY C J, KAMM M A. Prospective assessment of the clinical value of anorectal investigations[J]. Digestion, 2000, 61(3):207-214.

[156] CHEN W, JIANG C Q, QIAN Q, et al. Antiperistaltic side-to-side ileorectal anastomosis is associated with a better short-term fecal continence and quality of life in slow transit constipation patients[J]. Dig Surg, 2015, 32(5):367-374.

[157] FAN W C, HUANG C C, SUNG A, et al. Laparoscopic total colectomy with transrectal specimen extraction and intraabdominal ileorectal anastomosis for slow-transit constipation (with video)[J]. J Visc Surg, 2016, 153(4):309-310.

[158] 高峰,徐明,吴伟强,等.结肠次全切除及盲肠直肠端侧吻合治疗慢传输型便秘[J].中华胃肠外科杂志,2014,17(7):680-682.

[159] SARLI L, COSTI R, SARLI D, et al. Pilot study of subtotal colectomy with antiperistaltic cecoproctostomy for the treatment of chronic slow-transit constipation[J]. Dis Colon Rectum, 2001, 44(10):1514-1520.

[160] MARCHESI F, PERCALLI L, PINNA F, et a1. Laparoscopic subtotal colectomy with antiperistaltic cecorectal anastomosis:a new step in the treatment of slow-transit constipation[J]. Surg Endosc, 2012, 26(6):1528-1533.

[161] 魏东,蔡建,赵艇,等.回盲部保留长度对腹腔镜结肠次全切除逆蠕动盲肠直肠吻合术疗效的影响[J].中华胃肠外科杂志,2015(5):454-458.

[162] KNOWLES C H, GROSSI U, CHAPMAN M, et al. Surgery for constipation: systematic review and practice recommendations:Results I:Colonic resection[J]. Colorectal Dis, 2017, 19(Suppl 3):17-36.

[163] YE F, LIN J J. Functional outcomes of two types of subtotal colectomy for slow-transit constipation: ileosigmoidal anastomosis and cecorectal anastomosis. Am J Surg, 2008, 195(1):73-77.

[164] JIANG C Q, QIAN Q, LIU Z S, et al. Subtotal colectomy with antiperistaltic cecoproctostomy for selected patients with slow transit constipation:from Chinses report[J]. Int J Color Dis, 2008, 23(12):1251-1256.

[165] 刘志苏,江从庆.结肠次全切除术在结肠慢传输型便秘治疗中的应用现状[J].腹部外科,2001,24(3):136-137.

[166] 姜军,陈启仪,冯啸波,等.金陵术治疗顽固性便秘1100例疗效分析[J].中华外科杂志,2016,54(1):13-20.

[167] 代全武,喻家菊,兰明银,等.结肠旷置术治疗顽固性慢传输型便秘[J].中华胃肠外科杂志,2003(6):394-396.

[168] 刘宝华,付涛.慢传输型便秘外科治疗进展[J].第三军医大学学报,2013,35(21):2255-2258.

[169] 丁召,陈钰,江从庆,等.全结肠旷置加回直逆蠕动侧侧吻合术治疗高龄慢传输型便秘[J].中华胃肠外科杂志,2013,16(7):637-640.

[170] 魏东,蔡建,赵艇,等.腹腔镜结肠旷置逆蠕动盲直肠吻合术治疗老年慢传输型便秘的临床效果[J].第三军医大学学报,2013,35(21):2270-2273.

[171] 魏东,张远耀,蔡建,等.结肠旷置逆蠕动盲直肠吻合术治疗老年慢传输型便秘[J].实用医药杂志,2009,26(10):7-9.

[172] EMMANUEL A, MATTACE-RASO F, NERI M C, et al. Constipation in older people:a consensus statement[J]. Int J Clin Pract, 2017,71(1):10. 1111/ijcp. 12920.

[173] SCARPA M, BAROLLO M, KEIGHLEY M R. Ileostomy for constipation:long-term postoperative outcome[J]. Colorectal Dis, 2005,7(3):224-227.

[174] MEURETTE G, LEHUR P A, CORON E, et al. Longterm results of Malone´s procedure with antegrade irrigation for severe chronic constipation[J]. Gastroenterol Clin Biol, 2010,34:209-212.

[175] 中国医师协会肛肠医师分会.便秘外科诊治指南(2017)[J].中华胃肠外科杂志,2017,20(3):241-243.

[176] KESSLER H, HOHENBERGER W. Laparoscopic total colectomy for slow-transit constipation[J]. Dis Colon Rectum, 2005, 48(4):860-861.

[177] LEAHY P F, BARMENBERG J J, MEIJER D W. Laparoscopic colon surgery:a difficult operation made easy[J]. Surg Endosc, 1994, 8:992.

[178] HSIAO K C, JAO S W, WU C C, et al. Hand-assisted laparoscopic total colectomy for slow transit constipation[J]. Int J Colorectal Dis, 2008, 23:419-424.

[179] HO Y H, TAN M, EU K W, et al. Laparoscopic-assisted compared with open total colectomy in treating slow transit constipation[J]. Aust N Z J Surg, 1997, 67(8):562-565.

[180] KESSLER H, HOHENBERGER W. Laparoscopic total colectomy for slow-transit constipation[J]. Dis Colon Rectum, 2005, 48(4):860-861.

[181] 魏东,蔡建,赵艇,等.回盲部保留长度对腹腔镜结肠次全切除逆蠕动盲肠直肠吻合术疗效的影响[J].中华胃肠外科杂志,2015,18(5):454-458.

[182] FU T, ZHAO S, LI F, et al. Single-incision laparoscopic subtotal colectomy with cecorectal anastomosis for slow transit constipation[J]. Tech Coloproctol, 2016, 20: 135-137.

[183] 赵松,王李,童卫东,等.单孔腹腔镜结肠次全切除联合盲肠直肠逆蠕动吻合术治疗慢传输型便秘[J].中华消化外科杂志,2014,13(8):650-653.

[184] YU S, DENG J Z, PENG X, et al. Comparison of laparoscopic subtotal colectomy with posterior vaginal suspension and laparoscopic subtotal colectomy with transvaginal repair for patients with slow-transit constipation complicated with rectocele: a non-randomized comparative study in a single center[J]. Surg Endosc, 2016,30(7):2759-2765.

[185] LAUBERT T, KLEEMANN M, ROBLICK U J, et al. Laparoscopic resection rectopexy as treatment for obstructive defecation syndrome[J]. Zentralbl Chir, 2012,137(4):357-363.

[186] 刘佃温,柳越冬,吉强,等.挂线疗法治疗耻骨直肠肌综合征所致慢性便秘160例[J].河南中医,2011,31(8):878-879.

第十一章　疗效评价标准

功能性便秘的疗效评价包括主要疗效指标、次要疗效指标（排便相关、中医证候疗效评价、主要症状及单项症状的记录与评价、肠动力及肛门直肠功能评价、生活质量评价等）。

一、主要疗效指标

推荐使用总的完全自发排便次数（complete spontaneous bowel movement，CSBM）应答率：总体 CSBM 应答者定义为患者在接受研究药物治疗的周数中至少 50% 的时间满足 CSBM 周应答（如 6/12 周）。

其中应答定义：患者该周 CSBM 至少为 3 次并且与基线相比，CSBM 增加至少 1 次。CSBM 定义：不服用补救性泻剂或手法辅助情况下的自主的且具有完全排尽感的排便次数。

如要使用其他主要研究终点，则需进行全面的论证，其中应包括基于现有证据/验证数据的论证。

二、次要疗效指标

（一）排便相关

①开始治疗 24 小时内 CSBM 发生情况；②治疗期最后一周排便（bowel movement，BM）次数与基线相比的情况；③治疗期最后一周自发排便（spontaneous bowel movement，SBM）次数与基线相比的情况；④治疗期最后一周粪便性状（采用 Bristol 粪便性状量表）与基线相比的情况；⑤治疗期最后一周排便费力程度与基线相比的情况；⑥补救药物使用的情况；⑦平均每周的 CSBM 的频率；⑧平均每周的 SBM 的频率；⑨平均每周粪便的性状（采用 Bristol 粪便性状量表）

（二）中医证候疗效评价

所有症状都分为无、轻、中、重四级，在主症分别记 0、2、4、6 分，在次症则分别记 0、1、2、3 分。对于舌脉则分为正常和非正常两级，在主症分别记 0、2 分，在次症分别记 0、1 分。

①临床痊愈：主要症状、体征消失或基本消失，疗效指数≥95%；②显效：主要症状、体征明显改善，70%≤疗效指数<95%；③有效：主要症状、体征明显好转，30%≤疗效指数<70%；④无效：主要症状，体征无明显改善，甚或加重，疗效指数<30%。

疗效指数=［（治疗前积分-治疗后积分）/治疗前积分］×100%。

（三）主要症状、单项症状的记录与评价[1]

①粪便性状:参考 Bristol 粪便分型标准。Ⅰ型,坚果状硬球;Ⅱ型,硬结状腊肠样;Ⅲ型,腊肠样,表面有裂缝;Ⅳ型,表面光滑,柔软腊肠样;Ⅴ型,软团状;Ⅵ型,糊状便;Ⅶ型,水样便。Ⅳ~Ⅶ型,计0分;Ⅲ型,计1分;Ⅱ型,计2分;Ⅰ型,计3分。②排便频率(天/次):1~2,计0分;3,计1分;4~5,计2分;>5,计3分。③排便时间(min/次):<10,计0分;10~15,计1分;15~25,计2分;>25,计3分。④排便困难、过度用力排便评分标准:无,计0分;偶尔,计1分;时有,计2分;经常,计3分。⑤腹胀评分标准:无,计0分;偶尔,计1分;时有,计2分;经常,计3分。

（四）肠道动力、肛门直肠功能评价

目前针对功能性便秘的主要检查方法有结肠传输试验、肛门直肠测压、球囊逼出试验、排粪造影、盆底肌电图、盆底超声等,临床可针对异常的检查项目进行复查,并评估疗效。

（五）生存质量评价

目前与功能性便秘患者生存质量相关的特异性测定量表有 CAS（constipation assessment scale）[2]、NBDscore（neurogenic bowel dysfunction score）[3]、PAC-QOL[4] 和 PAC-SYM[5,6],其中 PAC-QOL 应用较广[7,8]。

便秘患者 PAC-QOL 已由 Mapi Research Trust 开发为中文版,量表共 28 个条目,涉及患者生理、社会心理、担忧、满意度等方面内容,可供选择的答案采用 5 点 Likert 法。①关于程度:没有、有一点、一般、比较严重、非常严重;②关于频率:没有、偶尔、有时、经常、一直是。评分方法:各个条目 5 点 Likert 法对应的分数分别为 0、1、2、3、4 分。

------------------------------- 参 考 文 献 -------------------------------

[1] 中华医学会外科学分会肛肠外科学组.便秘症状及疗效评估[J].中华胃肠外科杂志,2005,8(4):355.

[2] MCMILLAN S C, WILLIAMS F A. Validity and reliability of the Constipation Assessment Scale[J]. Cancer Nurs, 1989, 12: 183-188.

[3] KROGH K, CHRISTENSEN P, SABROE S, et al. Neurogenic bowel dysfunction score[J]. Spinal Cord, 2006, 44: 625-631.

[4] MARQUIS P, DE LA LOGE C, DUBOIS D, et al. Development and validation of the patient assessment of constipation quality of life questionnaire[J]. Scand J Gastroenterol, 2005, 40: 540-551.

[5] SLAPPENDEL R, SIMPSON K, DUBOIS D, et al. Validation of the PAC-SYM questionnaire for opioid-induced constipation in patients with chronic low back pain[J]. Eur J Pain, 2006, 10:209-217.

[6] FRANK L, KLEINMAN L, FARUP C, et al. Psychometric validation of a constipation symptomassessment questionnaire [J]. Scand J Gastroenterol, 1999, 34: 870-877.

[7] MOKHTARE M, GHAFOORI S M, SOLTANI-KERMANSHAHI M, et al. Reliability and validity of the persian version of patient assessment of constipation- quality of life (PAC-QOL) questionnaire[J]. Gastroenterol Hepatol Bed Bench, 2017, 10(4):289-294.

[8] 金洵,丁义江,丁曙晴,等.便秘患者生存质量自评量表 PAC-QOL 中文版的信度、效度及反应度[J].世界华人消化杂志,2011,19(2):209-213.

功能性便秘的中西医结合诊疗

第十二章　功能性便秘的健康教育与随访

健康教育,指有计划、组织、系统的教育活动,其核心是通过宣教使人们树立健康意识,从而改变不良的行为生活方式,养成健康的行为生活方式,以减少或消除影响健康的危险因素。

第一节　健康教育的意义

正确良好的健康教育对功能性便秘的治疗与恢复具有重要价值。高艳[1]等学者为探讨健康教育对功能性便秘临床疗效的影响进行了随机对照试验,结果表明,在常规护理基础上加入健康教育,其总有效率明显高于单纯护理。罗祝梅[2]等人采用自身对照实验方法实施家庭健康教育,结果提示实施家庭健康指导对功能性便秘具有较好的干预效果。国内学者[3,4]通过对老年功能性便秘患者的随机对照试验发现,常规治疗联合健康教育,其症状改善效果优于单纯常规治疗,差异显著,能够在一定程度改善患者生活质量。张艳[5]等学者对167例出院1年内的功能性便秘患者进行回访,并就其疗效及影响因素进行分析发现,健康教育对改善不健康生活方式引起的功能性便秘有较重要意义;应根据患者不同年龄、文化程度、城市和乡村采取个性化健康教育。

第二节　健康教育的途径

一、个案教育

为每例患者建立档案,填写问卷调查表及症状自评量表(SCL-90)[6],明确功能性便秘患者与家属诉求,评估其对疾病的认知程度。依据不同诉求确定相应健康教育目标。发放健康指南手册,讲解和(或)操作演示(球囊训练),指导排便日记的填写。每日进行教育效果评价,了解掌握程度,对未掌握内容进行再教育。

二、随机性教育

利用给患者评估、体检、执行治疗、巡视病房的机会进行健康教育,及时纠正患者不正确的健康行为并解答疑问。

三、集中教育

定期将患者及家属集中在一起进行健康科普讲座,并为患者及家属答疑解惑。同时让患者及家属互相交流沟通,以达到巩固知识和重视疾病的目的。

四、院外随访教育

通过网络、电话等方式,了解患者身体状况,评估患者遵医行为,纠正患者对功能性便秘的误区,督促患者定期复诊。同时了解患者的家庭情况,取得其家属的支持。

第三节　健康教育的内容

一、心理护理

功能性便秘患者大都病程较长,这使得患者常伴随焦虑、抑郁、性格偏执等心理特点。与患者共同回顾其病史及各项检查结果,讨论相应的解剖知识与病理原因,向其阐明综合性治疗方案的目的及注意事项,探讨共同的治疗期望效果,解除患者疑虑,帮助其恢复排便的信心。建立良好的医患关系,调动其主观能动性,保证患者的依从性。对于存在明显心理障碍的患者,进行心理疏导,使其认识到心理健康在其疾病中的作用,必要时建议患者接受或寻求专业的心理干预及药物治疗[4~8]。

二、调整膳食结构

根据辨证对症进食,因人而异恰当选食,合理搭配,防止偏食,饮食定时定量。纠正不合理的饮食习惯,多饮水,多食有助于改善功能性便秘的蔬菜、水果,适当进食纤维含量丰富的食物。一般要求每日饮水 2 000 mL 以上,日常饮水讲究方法,要求一次饮水 300 mL 以上,宜大口多量。少饮浓茶或含咖啡因的饮品。每日冲服蜂蜜亦可起润肠通便作用。水果中的香蕉、李子、西瓜的润肠通便效果很好,可根据季节适量食用。多食富含油脂又有利于健康的食物,如核桃、芝麻、松子等。针对老年人咀嚼功能下降的特点,可将富含膳食纤维的蔬菜做成菜末,将水果切成小薄片,使之便于老年人食用。不同的食物品种所含膳食纤维的多寡不一,其中干豆类食物的总膳食纤维含量最多,其次是粗粮类和鲜豆类,而细粮、蔬菜类和水果类的总膳食纤维含量较低,故老年便秘患者可增加干豆及粗粮类食物的摄入。

功能性便秘的中西医结合诊疗

三、建立良好的排便习惯

每日晨起或早餐后无论有无便意,在固定时间进行少于 10 min 的排便感觉训练。排便时注意力集中,养成不在蹲厕所时看书看报、玩手机、吸烟等习惯。防止意识性地抑制排便。有便意时不要克制和忍耐,应立即去排便。改变排便姿势,蹲位可产生最大的腹部压力并可利用重力来促进排便,而现在很多人为了舒服而习惯坐位马桶,而坐位排便仅靠深吸气增加腹压难以奏效,故容易发生便秘。所以排便时尽量采取蹲位,利用重力及腹压促排便,但每次蹲厕时间一般 10~20 min 为宜,避免久蹲导致肛门肌疲劳。

四、适当运动及按摩

久坐,少动者容易便秘,鼓励患者适当运动。根据患者的病情、性别、体力为其制定长期运动计划和容易达到的目标。如较平常稍快速度的步行、慢跑、增强腹肌力量的仰卧起坐、前或后屈腿运动、体操、游泳等;腹部按摩时可以先用指尖按压两侧天枢穴,然后双手示指、中指、环指重叠从右下腹开始向上、向左,再向下顺时针方向腹部按摩,每次 15~20 min,每日 2~3 次,以刺激肠蠕动、帮助排便;收腹鼓腹运动(平卧时深吸气将腹部鼓起,吸气时缩腹,反复做 10 分钟左右);提肛运动(平卧或坐位时,进行收缩肛门运动)。

五、家庭支持

充分向患者家属阐明功能性便秘的可能机制与危害,指导患者及家属参与制定饮食和康复训练计划,及时反馈个体的体验,使患者积极主动配合。

-------------------------------- 参 考 文 献 --------------------------------

[1] 高艳,曹晓慧.健康教育在功能性便秘治疗中的作用[J].黄石理工学院学报,2009,25(1):57-58,70.
[2] 罗祝梅,邓爱华,邓淑德,等.功能性便秘病人的家庭健康指导[J].当代护士(学术版),2005(6):92-94.
[3] 伍春燕,刘紫凝,张小益,等.健康教育对老年功能性便秘治疗效果的影响分析[J].应用预防医学,2019,25(4):300-301,304.
[4] 平月梅,季利江.健康教育在干预老年慢性功能性便秘中的意义[J].河北中医,2013,35(5):770-771.
[5] 张艳.健康教育用于不良生活方式所致功能性便秘的临床价值[J].华西医学,2016,31(2):347-350.
[6] 方健.慢性功能性便秘患者的全程健康教育[J].护理学杂志,2012,27(15):77-78.
[7] 曹伊.老年人便秘的预防护理和健康教育[J].中国民康医学,2012,24(13):1604-1606.
[8] 方健,刘翠.功能性便秘患者的综合性护理干预[J].护理实践与研究,2013,10(19):35-37.

第十三章　特殊人群的功能性便秘

第一节　老年功能性便秘

功能性便秘患病率随年龄增长而逐渐升高,与摄入膳食纤维减少、运动缺乏、肠道益生菌减少、合并多种疾病和多重用药密切相关。因此,正确认识老年功能性便秘至关重要。

一、流行病学

国内多项以社区为基础的大规模流行病学调查结果显示,60岁及以上老年人群患病率为15%~20%[1]。由于假牙松动或牙齿脱落,导致咀嚼困难,迫使患者选择柔软的低纤维食物。躯体活动不便或卧病在床使老年患者活动量明显减少[2~5]。肠道微生态在幼儿期变化迅速,成人期趋于稳定,而老年期逐渐衰退,表现为双歧杆菌等有益菌下降,肠杆菌、肠球菌等升高[6~11]。便秘不仅严重影响老年人的生活质量,还可引发心脑血管病等诸多疾病,消耗了大量的医疗卫生资源[12]。

二、老年人便秘的病证探究

老年人便秘病因多与老年久病、元气亏损、气血不足、润养失调等有关,或由年老情志不舒、饮食积滞、气机郁滞、传导失职而致。关于便秘的病因病机,历代医家论述颇多,但老年人便秘少有医家专门论述,多涵盖在便秘病因病机之中。《素问·灵兰秘典论》曰:"大肠者,传道之官,变化出焉",指出便秘是大肠传导失司的症状之一。《素问·玉机真脏论》云:"脾不足,令人九窍不通";李东垣《兰室秘藏·大便燥热》指出:"夫肾主五液,津液润则大便如常,若饥饱失常,劳役过度,损伤胃气及食辛热味厚之物而助火邪,伏于血中,耗散真阴,津液亏少,故大便燥结";唐容川《血证论》:"肺移热于大肠则便结,肺津不润则便结,肺气不降则便结";《诸病源候论·大便病诸候》云:"大便不通者,由三焦五脏不和,冷热之气不调,热气偏入肠胃,津液竭燥,故令糟粕痞结,壅塞不通也";《症因脉治·大便秘结论》曰:"诸气怫郁,则气壅于大肠,而大便乃结"。由此可见,便秘乃大肠传导失常所致,其病位在大肠,发病则与脾、胃、肺、肝、肾等脏腑功能失调密切相关[13]。

三、治疗

1. 西药治疗

药物首选容积性泻剂和渗透性泻剂如乳果糖、聚乙二醇。盐类泻药(如硫酸镁)过量应用会导致电解质紊乱,建议慎用[14]。对病情严重的患者,可短期、适量应用刺激性泻剂[14,15]。润滑性药物适合于年老体弱及伴有高血压、心功能不全等排便费力的患者,包括甘油、液状石蜡、多库酯钠等,可以口服或制成灌肠剂,尤其适用于功能性排便障碍及粪便干结、粪便嵌塞的老年患者[16]。微生态制剂可作为老年功能性便秘的辅助治疗[17]。小麦纤维素对治疗中老年功能性便秘的疗效确切,安全性好[18]。

2. 中药治疗

传统的便秘辨证分型论治以虚实为纲,将其分为热积秘、寒积秘、气滞秘、血虚秘、阴虚秘、阳虚秘进行论治,但针对老年人功能性便秘的辨证分型目前尚无统一定论,现参考《老年人功能性便秘中西医结合诊疗专家共识(2019)》[13]将中医治疗暂定如下。

(1) 中气不足:虽有便意,但排便困难,汗出气短,便后乏力,神疲懒言,舌淡苔白,脉弱。治法:补益中焦、升清降浊。方药:补中益气汤加减[19],药用生白术、生黄芪、麻子仁、陈皮、当归、枳实、莱菔子、升麻等。中成药:芪蓉润肠口服液[20]等。

(2) 脾肾阳虚:排便困难,腹中冷痛,四肢不温,小便清长,舌淡苔白,脉沉弱。治法:温补脾肾。方药:济川煎加减[21],药用当归、牛膝、肉苁蓉、泽泻、升麻、枳壳等。中成药:便通胶囊[22]等。

(3) 阴虚肠燥:大便干结,口渴喜饮,皮肤干燥,舌红苔燥,脉弱。治法:滋阴润肠。方药:增液汤合润肠丸加减[23],药用生地黄、玄参、麦冬、火麻仁、桃仁、当归、枳壳等。中成药:滋阴润肠口服液、麻仁软胶囊[24]等。

(4) 肝郁化火:大便干结,头晕牙痛,目赤肿痛,口苦耳鸣,两肋胀痛,舌边红,苔黄燥,脉弦数。治法:清肝泻火。方药:加味逍遥丸加减,药用丹皮、栀子、白芍、柴胡、当归、黄芩等。中成药:当归龙荟胶囊[25]等。

(5) 单方验方:①决明子30 g,水煎,分两次服,适用于慢性热结便秘;②番泻叶或元明粉,口服,每次3~6 g,开水泡服,多适用于实证便秘[26]。

3. 非药物疗法

(1) 生物反馈疗法:此法治疗老年人便秘主要是通过放松盆底肌训练、排便模拟训练和直肠敏感性训练改善直肠感觉及排便动力异常,协助患者建立排便的正常生理功能,以达到治疗的目的[27]。

(2) 其他

1) 合理膳食:多食用促进肠蠕动的粗纤维食物,尽量多饮水,慎用或忌用烈酒、浓茶、咖啡、韭菜、蒜、辣椒等刺激食物,坚持定时定量进餐。同时结合老年人体质,辨体施膳,如阴虚质,早晚喝牛奶250 mL或冲服蜂蜜水;阳虚质,羊肉100 g切片加水500 mL,煮烂入粳米50 g,每日早晚空腹温服[28]。

2) 运动按摩:适当慢走、呼吸肌及盆底肌群锻炼、腹部按摩、脚底按摩等。

3）情志护理：医护人员及时与患者进行沟通，缓解消极情绪，使得其能够树立正确对抗疾病的信心和勇气。

第二节　儿童功能性便秘

一、流行病学及病因

儿童便秘以功能性便秘居多，患病率为 0.5% ~ 32.2%[29,30]。一项面向我国 5 个北方城市（北京、天津、沈阳、长春和哈尔滨），包括 19 286 例儿童便秘患者的调查结果显示，儿童功能性便秘的患病率为 4.73%[31]。患病率与儿童的性别差异无统计学意义，与年龄无明显相关[32]。排便时疼痛或社会因素（如上学）而反复有意识地克制排便是引起儿童便秘的最常见原因。与饮食习惯、生活方式、排便恐惧、排便训练、如厕环境、家族遗传、家长社会经济地位及教育水平有关[33]。

二、儿童便秘的病证探究

儿童功能性便秘在中医学中属"便秘"的范畴，也称之为"脾约""后不利""大便难"。《诸病源候论》认为便秘病位在大肠，与三焦和五脏功能失调相关，曰："小儿大便不通者，腑脏有热，乘于大肠故也……若三焦五脏不调和，热气归于大肠，热实，故大便燥涩不通也。"[34,35]

三、治疗

（一）基础治疗

健康教育是儿童便秘治疗的第一步，起着重要作用。健康教育既是指对儿童的教育，又是指对家属的教育，包括告知患儿家庭辨识克制排便行为和采取干预措施，如规律如厕、改变坐便姿势、记录排便日记，以及建立成功排便的奖励制度[36,37]；养成良好生活习惯，包括正确的排便训练、适当的锻炼、合理的作息等[37]。调整膳食结构，食用富含纤维、蔬菜和水果，以及增加水液摄入有可能改善儿童功能性便秘症状[38,39]。

（二）外治法

1. 推拿疗法

推拿疗法易操作，疗效佳，无副作用，接受度广。其形式包括捏脊疗法、穴位推拿等。陈玉等[40]运用推拿治疗儿童功能性便秘便秘总有效率达 97%，其取穴：清大肠、运内八卦、按揉膊阳池，摩腹（泻法）揉中脘、天枢，揉龟尾，推下七节骨，揉足三里。王永梅等[41]将便秘分为胃肠积热型、气机不畅型、气阴两虚型三型进行推拿治疗。取穴：大肠、中脘、八卦、七节

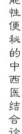
功能性便秘的中西医结合诊疗

骨、承山、三里、迎香。操作:清大肠、逆揉中脘、顺揉三里各 3 min,运八卦、揉迎香各 1 min,推七节骨及承山各 2 min,随症加减。其总有效率为 96.5%。郝宏文等[42]将功能性便秘患儿随机分为两组,治疗组运用健脾疏肝、助运通便的推拿手法。而对照组予枯草杆菌二联活菌颗粒口服治疗。结果治疗组疗效明显优于对照组,差异有显著意义。一项 1 132 例患者,关于推拿治疗儿童功能性便秘的 Meta 分析显示,儿童便秘采用推拿疗法能够有效增加排便次数,缩短排便时间[43]。

2. 针灸疗法

单纯运用针刺治疗功能性便秘在成人中较为常见,而在儿童中该方面的治疗研究报道较为少见。赵研敏等[44]选取年龄在 4~12 岁,病程 5~12 天的 56 例实证便秘患者,对其进行针刺治疗。取穴:大肠俞、天枢、支沟、上巨虚、合谷、曲池、丰隆、承山、水道(左)、归来(右)。患儿配合者留针 10~15 min,不配合者捻转后起针。总有效率为 85.7%。对痊愈与有效的 48 例患儿随访 3 个月,大便正常者 41 例,2 个月内复发者 4 例,3 个月内复发者 3 例。沈氏[45]采用男左女右针刺内关、照海两穴,留针 1 小时,隔日治疗 1 次,连续 2 次。总有效率 91.8%。井夫杰等[46]点刺四缝穴治疗胃肠燥热型小儿便秘 60 例,每隔 3 日治疗 1 次,2 次为 1 个疗程。经治疗 1 个疗程后,痊愈 45 例,占 75.0%;显效 8 例,占 13.3%;有效 4 例,占 6.7%;无效 3 例,占 5.0%。总有效率为 95.0%。

3. 穴位敷贴疗法

神阙穴具有通调脏腑气机,润肠通便,常被作为儿童功能性便秘的主穴。除此之外,还可配以涌泉、中脘、大肠俞、天枢、关元、气海等具有调节胃肠功能的穴位,或以耳部相应的穴位进行贴敷[47]。中药敷贴的药物既可以选用单味,也可组方运用。郭亦男[48]将 60 例功能性便秘患儿随机分为两组,对照组给予健儿清解口服液,观察组在口服健儿清解口服液的基础上给予涌泉穴贴敷清降膏治疗。结果显示观察组疗效优于对照组。李燕妮等[49]对 120 例便秘患儿给予神阙穴贴敷中药(大黄、木香各 10 g,苦杏仁 6 g)并配合足三里穴位按摩,观察发现总有效率达 98.3%。耿少怡等[50]运用自制通便散(大黄、芒硝、炒莱菔子、芦荟)对 128 例实证便秘患儿进行敷脐治疗,总有效率 93.0%。

4. 直肠给药疗法

临床上患儿普遍存在口服中药依从性较差问题,《伤寒论》曾提到用猪胆汁、蜜导煎等外用药塞以通便,直肠黏膜的血运丰富,利于药物的吸收,使药物循经脉直达病所,同时降低药物对肝脏的影响,并可刺激性排便[51]。王利然[52]以加味增液汤直肠滴入治疗功能性便秘患儿,其总有效率为 90.5%,治疗后排便时间及排便间隔时间均明显减少。

除此之外,尚有中药坐浴、耳穴压豆、盆底肌训练(pelvic floor muscle training, PFMT)、盆腔物理治疗(pelvic physiotherapy treatment, PPT)等多种方法被用于治疗儿童功能性便秘,疗效肯定。

(三)西药治疗

1. 聚乙二醇 4000 散是儿童功能性便秘的一线疗法

聚乙二醇 4000 散作为儿童便秘的一线疗法,疗效显著、副作用少[53,54]。一项前瞻性、随机化、单中心、双盲、安慰剂对照试验发现,在长期维持治疗的儿童功能性便秘患者中,使用聚乙二醇维持治疗能够有效地预防便秘症状的复发，建议在病情缓解后开始维持治疗[55]。但国内聚乙二醇4000散说明书适用于成年人，仅国外有报道8岁以下儿童使用本品的疗效及安全性。由于缺乏儿童使用超过3个月的临床数据，因此儿童的治疗期不应超过3个月。

2. 乳果糖治疗儿童功能性便秘具有良好的疗效和较好的安全性

Yuan Cao等的一项随机、双盲、安慰剂对照试验，发现乳果糖治疗中国儿童慢性便秘具有良好的疗效和较好的安全性[56]。

3. 凡是因肠道菌群紊乱所致的儿童功能性便秘，可选择微生态制剂治疗

一项双盲、随机、安慰剂对照的平行小组试验发现，作为益生元的菊粉型果聚糖能够有效软化大便，改善儿童功能性便秘[57]。而益生菌对于儿童功能性便秘的治疗一直存在争议性，主要与缺乏精准的诊断与治疗有关。一项Meta分析表明，益生菌有可能增加大便次数[58]。一项纳入155例患者的随机双盲安慰剂对照试验发现，合生元治疗儿童功能性便秘是有益的，但由于疾病在治疗结束时会复发[59]。一项益生菌补充剂治疗儿童功能性便秘的Meta分析显示，益生菌补充剂可以减少甘油灌肠的使用频率和腹痛，但对治疗成功率、每周SBMS、排便时的劳累和疼痛、乳果糖和泻药的使用、大便失禁、胀气和不良事件没有显著影响[60]。一项干酪乳杆菌LCR35治疗儿童功能性便秘的随机、双盲、安慰剂对照试验发现，在5岁以下儿童功能性便秘的治疗中，LCR35单独治疗并不比安慰剂有效[61]。一项罗伊氏乳杆菌DSM17938对功能性便秘的辅助治疗效果的单中心、随机、双盲、安慰剂对照研究发现，罗伊氏乳杆菌DSM17938对儿童便秘的治疗没有任何益处[62]。

4. 小麦纤维素颗粒是治疗儿童功能性便秘的有效药物

一项国内儿童功能性便秘患病率和纤维素治疗有效性的Meta分析显示，小麦纤维素是治疗儿童功能性便秘的有效药物[63]。

（四）中药治疗

国内一项中药治疗儿童功能性便秘的Meta分析发现，中药治疗能够有效治疗便秘的主症、兼症，并调整偏颇体质[64]。

1. 肠腑积热型

《诸病源候论·小儿杂病诸候论》曰："小儿大便不通者，脏腑有热，乘于大肠故也。"小儿脏腑娇嫩，若受邪热化，使食滞不行，腑气不通，下移肠腑。王海俊等[65]根据"肺与大肠相表里"的理论，认为肺热肠燥型便秘应清解肺热、濡润肠腑，组方泻白散加味（桑白皮、地骨皮、知母、麦冬、黄芩、瓜蒌仁各10 g，火麻仁、郁李仁、玄参各15 g，玄明粉、生甘草各5 g）治疗该型功能性便秘患儿30例；对照组予麻子仁丸治疗，疗程14天。结果表明泻白散加味治疗肺热肠燥型便秘疗效优于麻子仁丸。韩新民认为便秘多为肠腑实热证，治以行气导滞、泄热润肠，方用润肠通便汤配合推拿手法，临床效果甚佳[66]。此外，贾六金教授用五仁橘皮汤、增液承气汤治疗肠燥津亏型便秘[67]，疗效显著。

2. 脾虚乏运型

张介宾在《景岳全书天集·杂证谟》中提到"证属形气病，形气俱不足，脾胃虚弱，津血枯涸而大便难耳"。认为引起便秘的主要原因是脾胃虚弱，应治以予健脾益气之剂。姚齐

鹏[68]以四君子汤加味治疗气虚型儿童功能性便秘,并与枯草杆菌二联活菌颗粒对比,结果显示四君子汤加味治疗儿童气虚型功能性便秘效果更显著。刘小燕等[69]采用自拟健脾通便方(生白术、白芍、莱菔子、当归、生地黄、槟榔、杏仁、火麻仁、厚朴、甘草)治疗儿童功能性便秘,疗程20天,其总有效率为95%。

3. 气机阻滞型

脾胃升降功能有赖气机条达,气机不畅,糟粕内停肠腑,便秘由生。或小儿暴受惊吓,或遭训斥、打骂,情志不遂,肝气不舒,气机不利。或小儿活动较少,久卧多坐,亦可致气机阻滞,引起便秘。刘正茂等[70]自拟健脾清润汤治疗儿童功能性便秘患儿146例,用陈皮、枳壳、白术、茯苓健脾行气,莱菔子、连翘消食,白豆蔻、瓜蒌子、火麻仁、芦根、黄芩清热润肠,对照组口服凝结芽孢杆菌活菌片,疗程为4周。结果表明该方治疗儿童功能性便秘效果显著,且复发率低。胡锦丽[71]自拟增液导滞汤治疗乳食积滞型便秘,以服用枯草杆菌二联活菌颗粒作对照,结果显示治疗组明显优于对照组,差异显著。

第三节　妊娠期功能性便秘

一、病因

功能性便秘患者妊娠期,可因年龄、孕周、BMI、精神状态、饮水和饮食、活动情况、孕早期先兆流产史、孕前便秘史等危险因素而导致病情加重[72]。导致功能性便秘患者妊娠期症状加重的发病机制主要与孕激素、机械性因素和生活方式改变有关。受孕激素影响,妊娠期妇女胃动素相应降低,致使结肠蠕动变缓[73,74];妊娠6个月以后,肠管因宫体不断增大而不断受压迫,导致肠内容物运行受阻;饮食习惯的变化及活动量减少也与便秘的加重相关[75]。

中医学认为妊娠期便秘可归属于"便秘""燥结""大便难"等病证范畴,其发生原因主要是妊娠期女性脏腑阴血下注于冲任二脉,用以养胎,故而多存在阴血不足之候,若孕期饮食失当,多食温热之品,或饮食结构不佳,温热之品可以进一步耗伤阴液,饮食不佳则造成水谷精微化生不足,气血无以滋养,故而易成气阴两虚之候,气虚无力推动肠道蠕动,阴血亏虚无以润肠,均可导致妊娠期便秘的发生。

二、治疗

1. 调整生活方式
调整生活方式包括合理膳食、增加水液摄入、适当运动等。

2. 西医治疗
(1) 小麦纤维颗粒能够有效改善妊娠期功能性便秘症状,安全可靠:国内一项纳入140例患者的前瞻性自身对照、多中心临床研究发现,小麦纤维素颗粒用于妊娠期便秘的治疗可有效地减少患者排便困难、改善大便性状、增加排便次数、减轻大便不尽感等临床症状,

服用方便,是用于妊娠期便秘的一种安全有效的治疗药物[76]。

（2）聚乙二醇4000散能明显增加排便次数,改善妊娠期功能性便秘的症状：聚乙二醇4000散说明书指出动物研究未证实本品有直接或间接的生殖毒性作用。因为本品的系统暴露量可以忽略,所以预期本品不会在妊娠期间产生影响。本品可以在妊娠期间使用。没有数据表明本品会进入乳汁。由于本品在哺乳期妇女的系统暴露量可以忽略,故可以预期本品对经母乳喂养的新生儿或婴儿不会产生影响。本品可以在哺乳期使用。但本品没有进行生育研究,由于聚乙二醇4000散不被吸收,故预期对生育没有影响。国外一项纳入40例患者的观察性开放研究发现,聚乙二醇能明显增加排便次数、改善便秘症状,有效率高达73%,几乎没有明显的新生儿和母亲副作用[77]。

3. 乳果糖是治疗妊娠期功能性便秘的有效、安全药物

国内一项纳入63例患者的随机、多中心、双盲、安慰剂对照试验发现,乳果糖治疗后粪便性状得到改善,有效率达61.3%,且未发生严重不良事件,为治疗妊娠期便秘的有效、安全药物[78]。

三、中医治疗

1. 番泻叶可在孕妇难治性便秘中短期使用

番泻叶不易被人体吸收,不会增加畸形及不良妊娠的风险,但长时间应用会导致腹部绞痛,甚至会导致电解质紊乱的发生[79]。

2. 其他

蒽醌类泻药和蓖麻油存在一定致畸或诱发子宫收缩的风险,临床应避免运用这些药物[80,81]。

------------------------------------ 参 考 文 献 ------------------------------------

[1] CHU H, ZHONG L, LI H, et al. Epidemiology characteristics of constipation for general population, pediatric population, and elderly population in China[J]. Gastroenterol Res Pract, 2014;532734.

[2] IRAJI N, KESHTELI A H, SADEGHPOUR S, et al. Constipation in Iran: SEPAHAN systematic review No. 5[J]. Int J Prev Med, 2012, 3(Suppl 1):S34-S41.

[3] FOROOTAN M, BAGHERI N, DARVISHI M. Chronic constipation: a review of literature[J]. Medicine (Baltimore), 2018, 97(20):e10631.

[4] GALLEGOS-OROZCO J F, FOXX-ORENSTEIN A E, STERLER S M, et al. Chronic constipation in the elderly[J]. Am J Gastroenterol, 2012, 107(1):18-26.

[5] EMMANUEL A, MATTACE-RASO F, NERI M C, et al. Constipation in older people: a consensus statement[J]. Int J Clin Pract, 2017;71(1):10.

[6] STARK P L, LEE A. The microbial ecology of the large bowel of breast-fed and formula-fed infants during the first year of life[J]. J Med Microbiol, 1982, 15(2):189-203.

[7] PALMER C, BIK E M, DIGIULIO D B, et al. Development of the humaninfant intestinal microbiota[J]. PLoS Biol, 2007, 5:e177.

[8] BALAMURUGAN R, JANARDHAN H P, GEORGE S, et al. Bacterial succession in the colon during childhood and adolescence:molecular studies in a southern Indian village[J]. Am J Clin Nutr, 2008, 88:1643e7.

[9] ENCK P, ZIMMERMANN K, RUSCH K, et al. The effects of ageing on the colonic bacterial microflora in adults[J]. Z

功
能
性
便
秘
的
中
西
医
结
合
诊
疗

Gastroenterol, 2009, 47:653e8.

[10] CLAESSON M J, CUSACK S, O'SULLIVAN O, et al. Composition, variability, and temporal stability of the intestinal microbiota of the elderly[J]. Proc Natl Acad Sci USA, 2011, 108(Suppl 1):4586-4591.

[11] 张桂兰,程薇莉,毕洪玲,等.老年性便秘肠道菌群的微生态学研究[J].中国微生态学杂志,2003,15(5):299.

[12] VAZQUEZ ROQUE M, BOURAS E P. Epidemiology and management of chronic constipation in elderly patients[J]. Clin Interv Aging, 2015, 10:919-930.

[13] 北京医院中医科国家老年医学中心.老年人功能性便秘中西医结合诊疗专家共识(2019)[J].中华老年医学杂志, 2019(12):1322-1328.

[14] GALLEGOS-OROZCO J F, FOXX-ORENSTEIN A E, STERLER S M, et al. Chronic constipation in the elderly[J]. Am J Gastroenterol, 2012, 107(1):18-26.

[15] EMMANUEL A, MATTACE-RASO F, NERI M C, et al. Constipation in older people:a consensus statement[J]. Int J Clin Pract, 2017, 71(1):10.

[16] GALLAGHER P, O'MAHONY D. Constipation in old age[J]. Best Pract Res Clin Gastroenterol, 2009, 23(6):875-887.

[17] 李豪,杨永志,袁耀宗,等.双歧杆菌三联活菌制剂治疗功能性便秘临床疗效 Meta 分析[J].中国实用内科杂志,2016, 36(8):724-728.

[18] 方秀才,张军,刘诗,等.小麦纤维素治疗中老年人功能性便秘疗效和安全性的多中心随机对照临床试验[J].中华内科杂志,2017,56(8):577-582.

[19] 胡昌珍,张怡,王东.补中益气汤加减治疗老年气虚型便秘的疗效[J].中国老年学杂志,2012,32(3):600-601.

[20] 邓惠英,许碧云,黄赛花.芪蓉润肠口服液治疗虚证便秘的临床观察[J].内蒙古中医药,2014,33(8):20-21.

[21] 李金龙.济川煎联合艾灸治疗脾肾阳虚型老年功能性便秘的临床观察[J].中国中医药现代远程教育,2018,16(11): 92-93.

[22] 杨艳霞,翟莉,游冬阁,等.便通胶囊临床应用综述[J].世界中医药,2016,11(10):2197-2199.

[23] 肖志文.加味增液汤治疗老年阴虚血燥型便秘的临床观察[J].中医临床研究,2011,3(3):36-37.

[24] 孙秀娟.麻仁软胶囊治疗老年便秘的疗效观察[J].中草药,2018,49(11):2629-2631.

[25] 张琦,李国秀.当归龙荟丸治疗老年性热结便秘 60 例[J].陕西中医,2007,28(9):1162-1163.

[26] 中华中医药学会.功能性便秘诊疗指南[J].中国中医药现代远程教育,2011,9(17):127-128.

[27] 邓罡,徐丽姝,覃铁和.老年功能性便秘患者盆底表面肌电特征及生物反馈治疗[J].实用医学杂志,2018,34(8): 1316-1319.

[28] 梁颖.按中医体质饮食调护老年便秘平行对照研究[J].实用中医内科杂志,2015,29(11):165-168.

[29] KOPPEN I J N, VRIESMAN M H, SAPS M, et al. Prevalence of functional defecation disorders in children:a systematic review and meta-analysis[J]. J Pediatr, 2018, 198:121-130. e6.

[30] VAN DEN BERG M M, BENNINGA M A, DI LORENZO C. Epidemiology of childhood constipation:a systematic review [J]. Am J Gastroenterol, 2006, 101(10):2401-2409.

[31] 张树成,王维林,曲日斌,等.中国北方五市儿童功能性便秘流行病学特征现况调查[J].中华流行病学杂志,2010, 31(7):751-754.

[32] 胡会,肖咏梅,张婷.儿童功能性便秘的危险因素分析[J].临床儿科杂志,2015,33(4):306-308.

[33] MUGIE S M, BENNINGA M A, DI LORENZO C. Epidemiology of constipation in children and adults:a systematic review [J]. Best Pract Res Clin Gastroenterol, 2011, 25(1):3-18.

[34] 张璇,姚笑.中医药治疗儿童功能性便秘研究进展[J].江苏中医药,2019,51(3):82-85.

[35] 杨诗敏,程惠明,梁文旺.中医辨证治疗儿童功能性便秘的研究进展[J].中医儿科杂志,2020,16(5):91-94.

[36] VAN DIJK M, BONGERS M E, DE VRIES G J, et al. Behavioraltherapy for childhood constipation:a randomized, controlled trial[J]. Pediatrics, 2008, 121(5):e1334-41.

[37] 张树成,白玉作.儿童便秘的治疗手段及应用指征[J].临床小儿外科杂志,2020,19(1):12-17,25.

[38] OKUDA M, KUNITSUGU I, YOSHITAKE N, et al. The relationship between functional constipation and dietary habits in school-age japanese children[J]. J Nutr Sci Vitaminol (Tokyo), 2019, 65(1):38-44.

[39] BOILESEN S N, TAHAN S, DIAS F C, et al. Water and fluid intake in the prevention and treatment of functional constipation in children and adolescents:is there evidence? [J] J Pediatr (Rio J), 2017, 93(4):320-327.

[40] 陈玉,魏毅,任军芳.推拿治疗小儿便秘 180 例[J].陕西中医,2006,27(3):336.

[41] 王永梅,苏春兰.推拿治疗小儿便秘 56 例疗效观察[J].Anthology of Medicine,2003,22(2):230.

[42] 郝宏文,王素梅,吴力群,等.推拿疗法治疗小儿便秘临床观察[J].四川中医,2010,28(2):118-119.

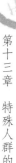

第十三章 特殊人群的功能性便秘

[43] 张勇,李胜,王锋,等.推拿治疗儿童功能性便秘的系统评价[J].针灸临床杂志,2017,33(6):42-45.

[44] 赵研敏,张颖.针刺治疗小儿实证便秘 56 例[J].中国针灸,2007,27(7):532.

[45] 沈海明.针刺治疗习惯性便秘 85 例[J].四川中医.2002,20(8):76.

[46] 井夫杰,张静.点刺四缝穴治疗胃肠燥热型小儿便秘[J].中国针灸,2013,33(3):262.

[47] 陈新翠.穴位贴敷治疗儿童便秘有效性及安全性的 Meta 分析[J].心理月刊,2020,15(8):5-8.

[48] 郭亦男.推拿疗法治疗小儿便秘临床观察[J].中国医药指南,2014,27(12):259-260.

[49] 李燕妮,李承军.神阙穴中药贴敷配合足三里穴位按摩治疗小儿功能性便秘 120 例疗效观察[J].中国中西医结合儿科,2013,5(5):431-432.

[50] 耿少怡,陈英方,焦平.通便敷脐治疗小儿实证便秘 128 例[J].中国针灸推拿杂志,2005,25(11):756-757.

[51] 陈萍萍,陈玉燕.中医外治法治疗儿童功能性便秘的研究进展[J].陕西中医药大学学报,2016,39(3):114-116.

[52] 王利然.加味增液汤直肠滴入治疗小儿功能性便秘 42 例疗效观察[J].中国中医药科技,2013,20(1):74.

[53] JARZEBICKA D, SIECZKOWSKA-GOLUB J, KIERKUS J, et al. PEG 3350 versus lactulose for treatment of functional constipation in children: randomized study[J]. J Pediatr Gastroenterol Nutr, 2019, 68(3):318-324.

[54] 赵煜,张书红,司徒爱明,等.聚乙二醇治疗儿童功能性便秘临床疗效的 Meta 分析[J].天津医药,2017,45(7):756-762.

[55] TROTTIER M, EREBARA A, BOZZO P. Treating constipation during pregnancy[J]. Can Fam Physician, 2012, 58(8):836-838.

[56] MODIN L, WALSTED A M, DALBY K, et al. Polyethylene glycol maintenance treatment for childhood functional constipation: A randomized, placebo-controlled trial[J]. J Pediatr Gastroenterol Nutr, 2018, 67(6):732-737.

[57] CLOSA-MONASTEROLO R, FERRÉ N, CASTILLEJO-DEVILLASANTE G, et al. The use of inulin-type fructans improves stool consistency in constipated children. A randomised clinical trial: pilot study[J]. Int J Food Sci Nutr, 2017, 68(5):587-594.

[58] HUANG R, HU J. Positive effect of probiotics on constipation in children: a systematic review and meta-analysis of six rndomized controlled trials[J]. Front Cell Infect Microbiol, 2017, 28(7):153.

[59] BAŞTÜRK A, ARTAN R, ATALAY A, et al. Investigation of the efficacy of synbiotics in the treatment of functional constipation in children: a randomized double-blind placebo-controlled study[J]. Turk J Gastroenterol, 2017, 28(5):388-393.

[60] JIN L, DENG L, WU W, et al. Systematic review and Meta-analysis of the effect of probiotic supplementation on functional constipation in children. Medicine (Baltimore), 2018, 97(39):e12174.

[61] WOJTYNIAK K, HORVATH A, DZIECHCIARZ P, et al. Lactobacillus casei rhamnosus Lcr35 in the management of functional constipation in children: a randomized trial[J]. J Pediatr, 2017, 184:101-105.

[62] JADREŠIN O, SILA S, TRIVIĆI, et al. Lack of benefit of lactobacillus reuteri DSM 17938 as an addition to the treatment of functional constipation[J]. J Pediatr Gastroenterol Nutr, 2018, 67(6):763-766.

[63] 杨春松,张伶俐,任燕,等.国内儿童功能性便秘患病率和纤维素治疗有效性的文献评价[J].中国药事,2017,31(5):579-583.

[64] 王一,白晓红.中药治疗儿童功能性便秘的 Meta 分析[J].内蒙古中医药,2019,38(1):93-95.

[65] 王海俊,周鸿雲,赵琼,等.泻白散加味治疗小儿肺热型便秘临床疗效观察[J].中国中西医结合儿科学,2018,10(4):330.

[66] 田云龙.韩新民教授治疗儿童功能性便秘经验[J].中医儿科杂志,2013,9(3):3.

[67] 王逸华,师会娟,贾六金.贾六金教授治疗小儿肠燥津亏型便秘经验[J].广西中医药,2017,40(6):37.

[68] 姚奇鹏.四君子汤加味治疗小儿气虚便秘临床观察[J].实用中医药杂志,2016,32(12):1159.

[69] 刘小燕,刘彩琴.自拟健脾通便方治疗小儿功能性便秘 80 例疗效观察[J].现代中医药,2013,33(4):47.

[70] 刘正茂,陈爱明,钟仁华.自拟健脾清润汤治疗小儿功能性便秘食积内热型 146 例临床观察[J].中医儿科杂志,2018,14(5):44.

[71] 胡锦丽.导滞增液法治疗小儿功能性便秘疗效观察[J].山西中医,2016,32(9):18.

[72] 郑燕彩,朱瑞茹,蓝婷婷,等.孕妇功能性便秘现状及危险因素的调查分析[J].全科护理,2020,18(14):1760-1762.

[73] WALD A, VAN THIEL D H, HOECHSTETTER L, et al. Effect of pregnancy on gastrointestinal transit J[J]. Dig Dis Sci, 1982, 27(11):1015-1018.

[74] LAWSON M, KERN F JR, EVERSON G T. Gastrointestinal transit time in human pregnancy: prolongation in the second and third trimesters followed by postpartum normalization[J]. Gastroenterology, 1985, 89(5):996-999.

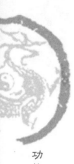

功能性便秘的中西医结合诊疗

［75］ SHIN G H, TOTO E L, SCHEY R. Pregnancy and postpartum bowel changes: constipation and fecal incontinence[J]. Am J Gastroenterol, 2015, 110(4):521-529.

［76］ 林建华,王正平,陈敦金,等.小麦纤维素颗粒治疗妊娠期便秘的多中心临床研究[J].中华消化杂志,2010,30(10):759-761.

［77］ NERI I, BLASI I, CASTRO P, et al. Polyethylene glycol electrolyte solution (isocolan) for constipation during pregnancy: an observational open-label study[J]. J Midwifery Womens Health, 2004, 49(4):355-358.

［78］ 乳果糖临床协作组.乳果糖治疗妊娠期妇女便秘的随机、双盲、安慰剂对照多中心临床研究[J].中华消化杂志,2006,26(10):690-693.

［79］ TROTTIER M, EREBARA A, BOZZO P. Treating constipation during pregnancy[J]. Can Fam Physician, 2012, 58(8):836-838.

［80］ PRATHER CM. Pregnancy-related constipation[J]. Curr Gastroenterol Rep, 2004, 6(5):402-404.

［81］ GILAD R, HOCHNER H, SAVITSKY B, et al. Castor oil for induction of labor in post-date pregnancies: a randomized controlled trial[J]. Women Birth, 2018, 31(1):e26-e31.

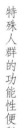

第十三章　特殊人群的功能性便秘

第十四章 当代名医诊治经验

第一节 李佃贵经验

李佃贵认为功能性便秘应从浊毒立论治疗。由于饮食不节、情志不畅、体虚羸弱等导致肝失疏泄,脾失健运,肝脾失调,气机不畅,水湿停滞,日久郁而化浊成毒,浊毒阻于肠腑,糟粕不下,则发为便秘实证。浊毒蕴结日久亦可伤及阴液气血,阴伤及阳,发为便秘虚证。饮食不节,抑或偏嗜肥甘辛热之物,一则损伤脾胃,脾胃运化失常,内生湿邪,湿邪黏滞,则可见大便不畅感;二则肥甘辛热之物助湿生热,可见大便干结,若湿热之邪郁积日久,化浊成毒,除见大便干结难解,还可见舌苔黄厚腻,口气重,面色秽浊等浊毒内蕴之征象。情志不畅导致肝气横逆犯胃,脾胃气机失常影响大肠传导功能,抑或直接影响大肠传导功能导致便秘的发生。另外,湿热浊毒之邪停留日久伤阴,阴伤及阳,致使便秘的发生,或便秘症状的持续,或反复发作。因此,临床治疗以浊毒理论为纲领,具体运用泻热、化湿、理气、补虚等方法,并将化浊解毒通腑法贯穿始终。李佃贵临床主要从四方面对此病进行用药[1]。

1. 性味相合,清热通腑,化浊解毒

胃肠积热,可由外感邪气郁而化热,也可由情志失调化火,抑或喜嗜辛辣、酒食所致。胃肠积热,热浊毒邪阻于肠腑,耗伤阴液,糟粕难下,常需投用清热养阴之药以通腑泻浊排毒。李佃贵治疗热积便秘时,善从药物性、味层面相伍施治,多将苦寒、甘寒、咸寒之清热药相伍使用。《素问·脏气法时论》言:"辛散,酸收,甘缓,苦坚,咸软。"苦能泻热,能燥湿;甘能缓急,能养液;咸能软坚,能泻下。故临证时常选用大黄、石膏、海藻、昆布等药。大黄,性寒味苦,归脾、胃、大肠、肝、心包经,具有泻下攻积、清热泻火解毒之功效。李佃贵临证时用大黄3 g,以奏健脾助消化、缓泻的功效。石膏,性寒味辛甘,归肺、胃经,具有清热泻火、除烦止渴之功效,选用甘寒之石膏,一方面清胃肠积热,另一方面避免苦寒清热药化燥伤阴,加重便秘程度。同时,辅以儿茶、生地黄,取效迅速。海藻,性寒味咸苦,归肺、胃、肾经,具有泻热、软坚之功效。《证类本草》记载:"海藻……破散结气,痈肿癥瘕坚气,腹中上下鸣,下十二水肿,疗皮间积聚,暴溃,留气热结,利小便。"海藻咸寒,咸以软坚散结,软化胃肠实热积滞之大便。在治疗热积肠腑之便秘时,将苦寒、甘寒、咸寒之清热药相伍为用,既可清热通腑,软化大便,又可防止苦寒药伤阴,加重病情。

2. 燥化相用,祛湿通腑,化浊解毒

脾升失健运,水液运行障碍,湿邪停聚,阻滞气机,或内郁化火,或生浊成毒,内困肠腑,发为便秘。对于湿浊之邪引起的大便黏腻不尽,排便不畅等,善从芳香化湿、健脾燥湿等祛湿途径施治用药。李佃贵将白术、苍术二药相伍为用。《长沙药解》云:"白术,味甘、微苦,入足阳明胃、足太阴脾经。补中燥湿,止渴生津,最益脾精,大养胃气,降浊阴而进饮食,善止呕吐,升清阳而消水谷。"苍术辛香温燥,健脾燥湿,祛浊悦脾。《玉楸药解》言:"白术守而不走,苍术走而不收。故白术善补,苍术善行,其消食纳谷、止呕止泻亦同白术。"故李佃贵认为二药相伍为用,有补有泻,权衡中焦,则燥湿健脾之功较著。健脾祛湿的同时加用芳香之品以醒脾,使脾胃之气不壅滞,常选用藿香,味辛微温,入脾、胃、肺经,可芳香化浊,《本草正义》谓其"清芳微温,善理中州痰涎,为醒脾快胃、振动清阳之妙品"。健脾化湿与芳香化浊之品合用,健脾胃、畅气机、祛湿浊、通大便。

3. 升降相行,调气通腑,化浊解毒

情志失调,肝失疏泄,无以助脾升散,助胃降浊,抑或三焦气机不畅,横逆犯及脾胃,脾胃功能失司,大肠传导不畅,又则肝木旺盛,反侮肺金,肺气不宣,再者肝木过旺伤及肾母等,使大便难解不下。李佃贵在治疗气机不畅所致便秘时,善从药物升降作用趋向层面调畅气机。正如《素问·六微旨大论》言:"升降出入,无器不有……无出入,则无以生长壮老已;非升降,则无以生长化收藏。"临证时常选用木香、沉香、枳实、杏仁等药。木香,味辛、苦,性温,归脾、胃、肝、大肠经,具有行气止痛,健脾消食之功效。《本草纲目》言:"木香,乃三焦气分之药,能升降诸气。诸气膹郁,皆属于肺,故上焦气滞用之者,乃金郁则泻之也;中气不运,皆属于脾,故中焦气滞宜之者,脾胃喜芳香也;大肠气滞则后重……肝郁则为痛,故下焦气滞者宜之,乃塞者通之也。"可见木香能行三焦、五脏之气。沉香,味辛、苦,性温,归脾、胃、肾、肺经,具有降气、纳气之功效。《医林纂要》言沉香"降逆气,凡一切不调之气皆能调之。"又如《本草再新》言:"沉香,治肝郁,降肝气,和脾胃。"木香、沉香二药合用,畅理全身气机,善行气、能降气、可纳气。枳实,味苦、辛,性微寒,归脾、胃、大肠经,具有破气消积,化痰除痞的功效,为治疗脾胃、大肠气滞实证之要药。杏仁,性温,味苦,归肺、大肠经,具有润肠通便的功效。《本草便读》云:"凡仁皆降,故专降气……能润大肠,故大肠气闭者可用之。"杏仁能降大肠气,大肠气机通畅,则大便得下。李佃贵在治疗气机不畅所致便秘时,三焦全揽,肺、肝、脾胃、肾、大肠等脏腑齐顾,给气机以升降出入之通路。

4. 阴阳相顾,补虚扶正,化浊解毒

浊毒之邪蕴积肠腑日久,伤阴耗气,阴伤及阳,发为便秘虚证,抑或年老体虚、病后未复等气血津液不足,致使肠道功能障碍而发为便秘。《景岳全书·秘结》云:"秘结,凡属老人、虚人、阴脏人及产后、病后、多汗后,或小水过多,或亡血失血大吐大下之后,多有病为燥结者,盖此非气血之亏,即津液之耗。"阴虚燥邪伤及肠腑,肠道干枯,大便不行,李佃贵常用玄参、沙参等药以增水行舟,其养阴不伤阳,同时配合火麻仁、郁李仁、瓜蒌仁等仁类中药以润肠通便。《景岳全书·秘结》云:"凡下焦阳虚,则阳气不行,阳气不行,则不能传运,而阴凝于下,此阳虚阴结也。下焦阴虚可致精血枯燥,精血枯燥则精液不到而脏腑干槁,此阴虚阳结也。"下焦虚寒所致便秘,李佃贵善用肉苁蓉。肉苁蓉味甘、咸,性温,具有补肾阳、润肠道的功效,且其补阳而不伤阴。《玉楸药解》言:"肉苁蓉滋木清风,养血润燥,善滑大肠,而下结粪,其性从容不迫,未至滋湿碍脾,非诸润药可比。"临床治疗老年阳虚便秘时,肉苁蓉常用20 g,疗效甚佳。李佃贵在治疗浊毒日久,伤及阴阳所致的功能性便秘时,补阳而不伤阴,补阴不碍阳,将张景岳"阴阳相济之妙用"理论充分运用到疾病的治疗过程中,体现其治病辨证的大局观。

第二节 李玉奇经验

李玉奇认为:"便秘者,大便难矣。临床可见两证,或粪便干结,如羊屎状,或大便重滞,便而不爽,里急后重,虽能食而不得便,痛苦非常。仲景谓'趺阳脉浮而涩……大便则坚,其脾为约,麻子仁丸主之。'由此而立脾约证,此仍为后世医家之向导,以补中升阳益气之法治之,疗效尤胜麻子仁丸。久秘之人,往往有久服泻药,滥用泻药之病史,虽得一时之畅,然峻泻的药物均为伤津耗液之品,愈服愈燥,使排便更加困难,不仅患者自己痛苦,也给治疗增加了难度。燥结伤阴,泻药耗气,久则造成气阴两伤之结局,故补中益气,润燥生津为本病之根本治法。对于湿热蕴结,肠道传导失常之黏滞型便秘,应称之为大肠郁滞证,大肠郁滞之便秘,既有湿困,又有脾虚气化失司之表现,故治当健脾化湿,行气化滞,通里攻下,急则治标,缓则固本。三承气法临床应审慎应用,用之有时有度,切忌一见便秘即是通下,临床掌握适时而用药方为上工之治。"[2]

大便秘结屡屡并发脱发、失眠、烦躁、头痛、高血压、食少纳呆、胃脘不适、脱肛。究其原因,多有偏食习惯,厌食蔬菜,膏粱厚味过剩,就餐不规律,职业性如厕不便,一次餐量过大而饮水不足,空腹酗酒,以酒代食,房事过度,过食辛辣,不能养成定时如厕习惯,日久结为便秘,进而出现排便困难,通常所见 3~8 d 排大便 1 次,蹲便非常苦恼。便秘临床可见两种截然不同的表现,一为粪便干结,有如羊屎状,有时不得不借助外力排下;一为大便黏滞,呈糊状,时有便意,排便不爽。一为干便,一为稀便,然都存在排便困难之表现。干便多为阴虚燥热,耗伤津液,肠管失于濡润所致;稀便多为平素嗜食膏粱厚味,脾胃蕴湿生热,湿浊阻滞肠道所致。故治疗亦有所区别。临证应详细追问大便性状,便中是否有脓血黏液,食欲如何,是否有腹部胀痛等症以供参详。

便秘患者往往有久服泻药病史,然服泻下药虽可暂得一时通畅,停药后复又出现便秘,况且久服泻药过早将食物推向大肠,往往可导致吸收不良而出现消瘦。便秘之成因:饮食之火起于脾胃,淫欲之火起于命门,以致阴虚血耗,燥盛水亏,津液不生,故传化失常,渐成燥结,实为本虚而标实,不宜峻下,下之无益而反增燥结,徒伤胃气,易损阴津。应予补中益气润燥生津,治其本增水行舟而燥结必通。另外,大便燥结还每每可见食管肿瘤、胃癌及肠道肿瘤,大便燥结与稀便交替出现,急需除外结肠癌和直肠癌,故须详查以免误诊。

李玉奇认为,三承气法最适于阳明腑实之证,多为急性热结便秘之适应证,故急下之示为存阴,免于燥热伤阴以留后患,而对于慢性久秘之人,长期应用大黄之类泻下之品,久用不仅可引起黑变病,而且可使津液更伤,肠管愈燥,传导愈发艰涩。对于气虚之人,气伤则阴亏,李玉奇善以补中益气之法升提中焦脾胃之气,上补肺以通调水道;中补脾以运化升清;下补肾以滋阴养液,益津亏之本,润肠之艰涩,升清降浊,通腑利肠。方以黑芝麻、炒杏仁、火麻仁、桃仁等柔润之品通幽,意在润燥而不伤气,均为和缓之剂,尤适于体弱而不胜攻伐之人。而对于湿热内蕴所致大肠郁滞证,李玉奇善以清热燥湿,行气健脾之法处之。见此证者,患者往往见便条变细,肛门灼热感,此表现预示肠管内有水肿,为湿热下注之征。故用药以苦参燥湿清热,茯苓、苍术健脾化湿;厚朴、槟榔、沉香行气通腑,利水消肿。大肠郁滞证乃李玉奇之独创,从症状上看便秘、泄泻均无法概括本证,倒是大肠郁滞更能描绘出该病之特性,从行气健脾入手,继以清热燥湿之法即可清除肠道之郁热,通腑泄浊,使肠道气机调顺,郁滞得解。

第三节 李桂贤经验

李桂贤认为,本病系由多种原因导致肠道传导失司而引起,其病位虽在大肠,但病源在脾胃,与肝、脾、肾、肺等关系密切。若先天不足或后天调摄失司,可致脾胃虚弱、无力推动大肠,导致大肠传导失司而糟粕内停;或因情志不畅、肝气郁滞,肝气横逆犯脾,使脾不能升清、胃不能降浊,气机传导失职;或因肺失清肃,致大肠腑气不利,传导失司;或因年高体虚,肾阳失于温煦,使阴寒内结,肠道转运无力;或因饮食不节,痰湿内生,阻滞气机而致腑气不通;或久服峻下之品致泻下不止,使津液受损,肠失濡润。本病的发病关键为气机不调,其临床证候复杂,常见虚实夹杂之候,但其本在气虚,气滞、津伤为其主要特点,亦可挟有湿、热、瘀等邪实之象[3,4]。

1. 健脾和胃,疏肝理气

李桂贤认为人身气机活动表现为升、降、出、入四种形式,升、降、出、入无器不有,一刻不停,气机停止则生命终结,气机升降出入是生命活动的基本形式。脾与胃五行属土,为后天之本,主运化水谷,为水谷之海,为气血生化之源。脾与胃相表里,同居中焦,是气机升降的枢纽,气上升则上输于心、肺,气下降则下归于肝、肾。脾主运化,胃主受纳,脾主升清,胃主降浊,脾为脏属阴,胃为腑属阳,脾性喜燥恶湿,胃喜润恶燥,两者性质功用相反而相承。两者只有协调一致,才能清升浊降。《素问·太阴阳明论》曰:"脾病不能为胃行其津液。"由此可见,脾虚不能运化津液,可致大肠干燥无津,失于濡养,而造成便秘。由于脾胃的特殊地位和作用,李桂贤在诊治功能性便秘时特别强调脾胃之升降功能协调有序,认为脾胃升降有序则气行有序,气行有序则血滞、痰阻、湿郁容易消散。临床上李桂贤对主要表现为腹部轻度满闷不适、食纳不佳、嗳气、大便秘结但不硬、舌质淡红、舌边有或无齿痕、苔薄白或稍厚腻、脉稍弦无力的功能性便秘,喜以柴芍六君汤加减治疗,基本方:柴胡 8 g,白芍 15 g,陈皮 10 g,法半夏 15 g,太子参 15 g,茯苓 15 g,生白术 30 g,甘草 5 g,三七 10 g,苏叶 8 g,牛膝 15 g。

方解:太子参补脾胃之气而不燥;茯苓化脾虚而生成的痰湿;生白术补脾运脾、温运脾阳;甘草补中焦之气,不能少也不宜多用,因为甘草之甘可致气机壅滞不通;柴胡、苏叶轻清上扬助脾以升清;牛膝下气活血以助胃降浊;三七活血;陈皮理气;法半夏燥痰湿而降浊阴;白芍缓肝急而通便。全方升降相因,气血同调,健脾化湿,降浊通便,体现了李桂贤治疗脾胃病时强调"气机灵动、协调平衡"的学术思想。同时,李桂贤认为治疗功能性便秘虽然要脾胃升降并调,但是便秘总体还是降浊功能不足,故临床上还是应有所侧重,总的原则应以通降为主。

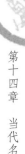

加减运用:气机郁滞较重、腹胀明显甚至有腹痛者去甘草,加枳实 15 g,厚朴 15 g 以理气、消满、止痛;夹有食滞、腹胀满舌厚浊腻、脉滑有力者加焦三仙①各 15 g,莱菔子 15 g 以消食化积;水饮内阻,津液不达大肠而见便秘、口干、小便不利、舌质淡、舌苔润或水滑者加桂枝 15 g,猪苓 20 g,泽泻 20 g 以通阳利水;脾虚日久伤及肾阳证见神疲困倦、肢凉恶寒、脉沉无力者加砂仁 15 g,制附片 20 g^(先煎)以温补肾阳。

2. 疏肝健脾,养血理气

李桂贤认为功能性便秘的发生与肝失疏泄也密切相关。脾主运化属土,肝主疏泄属木,土得木而达。一旦情志不畅,肝便失其疏泄之能。肝之疏泄,为一身气机畅达之基础,肝失疏泄可致脾不能升清、胃不能降浊;而且肝气疏泄对大肠传导糟粕的功能亦有着重要的影响。肝性主升主动,与大肠之主降主通,两者相反相成,共同促使大便通畅有时。如果肝失疏泄,肝气不能正常升发,气机的畅达就会受到阻碍,大肠气机亦会失常,而致传导不利,大便秘结。唐宗海在《唐容川医学全书》中曰:"肝主疏泄大便,肝气既逆,则不疏泄,故大便难。"李桂贤指出,肝血虚肝气郁易克脾土,而致肝脾不和,脾虚不运,肝血不足,脾虚不能运化糟粕,糟粕停滞不下;肝血虚大肠失于濡养,肠道干涩,大便干结如羊屎。肝主疏泄,体阴而用阳,肝疏泄功能的正常发挥是以藏血功能为基础的,只有充足的藏血,疏泄功能才能正常发挥,如肝血不足或瘀血内停,皆能影响肝用,肝血不足,阴不敛阳,肝阳肝用偏亢,则易克伐脾土,脾土本虚在先,肝木乘侮在后,必致脾胃运化失常,糟粕停滞。治疗上除疏肝、理气、健脾外,应重视养肝血。临床上,李桂贤对主要表现为喜太息、两胁闷痛、胀痛、口苦、失眠多梦、大便干结不通甚至便干如羊粪、舌红、苔少或干黄、脉弦的功能性便秘喜以逍遥散加减治疗,基本方:柴胡 15 g,当归 15 g,白芍 15 g,茯苓 15 g,生白术 30 g,炙甘草 5 g,薄荷 8 g,煨姜 5 g,苏叶 8 g,牛膝 15 g。

方解:柴胡疏肝理气;白芍缓肝急而通便;当归补血活血而补肝血之虚;生白术健脾运脾,温运脾阳;茯苓化由脾虚生成的痰湿;煨姜暖脾温中而助运化;炙甘草补中焦之气但不宜多用;苏叶、薄荷轻清上扬助脾以升清;牛膝下气活血以助胃以降浊。全方补肝之体与调肝之用并重,气血同调,健脾化湿,升清降浊,也同样体现了李桂贤治疗脾胃病强调"气机灵动、协调平衡"的学术思想。加减运用:气机郁滞、嗳气频繁者去甘草,加法半夏 15 g,旋覆花 10 g,代赭石 45 g 以理气降逆;大便不通或不畅,腹部有压痛,血瘀明显,舌有瘀点、瘀斑或舌底静脉曲张明显者加大黄 10 g,川芎 15 g,桃仁 20 g 以活血、通腑、止痛。

3. 益精补肾,润肠通便

中医认为肾司二便,便秘与肾亦有密切关系。《素问·金匮真言论》云:"北方色黑,入通于肾,开窍于二阴。"肾为先天之本,内藏元阴元阳,若肾精肾阳不足,皆可致大便秘结。肾阳之温煦是脾胃受纳腐熟运化的原动力,若肾失温煦,摄纳无权,可致胃失和降,脾失温运,则受纳不能,运化不及,而致胃气上逆、清气下陷,清不升浊不降;同时若肾阳不足,则大肠失于温煦,转运无力,亦使大便不通,故张景岳在《景岳全书·秘结》中曰:"凡下焦阳虚,则阳气不行,阳气不行,则不能送传,而阴凝于下,此阳虚而阴结也。"肾阴与胃阴的关系也很密切,胃喜润而恶燥,脾胃之功能除需阳气之温煦外,尚需阴液的滋润,清代名医叶天士谓"阳

---

① 焦三仙:即焦麦芽、焦山楂、焦神曲。

明阳土,得阴自安"。胃润是胃通降的基础,不润则不降,必须肾阴足胃阴才能足,胃阴上济则能饮食,下达则二便通调。

肾虚型功能性便秘的主要见症:大便艰涩不畅,排便无力,轻则1~2日一行,甚则数日或十余日一解,同时可见腹胀不欲食、神疲乏力、四肢厥冷、恶寒怕冷、腰膝酸软、头晕目眩等症,舌质淡、苔薄白,脉沉微无力。李桂贤对肾虚型功能性便秘常以济川煎加减治疗,基本方:当归20 g,黄芪30 g,牛膝15 g,肉苁蓉30 g,泽泻15 g,升麻6 g,枳壳10 g,火麻仁20 g,生白术30 g,苏叶8 g。

方解:当归补血和血、润肠通便;肉苁蓉温肾益精、润肠通便;枳壳下气宽肠;牛膝既补肝肾又性善下行,助枳壳理气泄浊;生白术补气健脾,润肠通便,能振动脾阳,疏通经络,又最富脂膏,虽苦温能燥,但亦滋津液,且以气胜,流行迅利,能致津液通气润大肠;火麻仁润肠通便,滋脾生津;泽泻泄肾浊,寓补中有泻,使浊去而精source生;清阳不升,则浊阴不降,升麻、苏叶轻清升散,助黄芪补气升阳,有欲降先升之妙用,合泽泻有升清降浊之功。诸药合用,降中有升,补中有泻,使脾气健运,肾精充足,下元温煦,开合有度,则大便自通。加减运用:肾阴亏虚较重者加何首乌20 g,制女贞子20 g以滋阴补肾,润肠通便;肾阳亏虚较重者加用补骨脂20 g,巴戟天20 g以温补肾阳而润;肾阳亏虚特别严重出现四肢厥冷、恶寒怕冷者加附片15 g$^{(先煎)}$,或者加服半硫丸以温肾逐寒,通阳开秘。

第四节 朱良春经验

朱良春常用塞因塞用之法,即用补法治疗顽固便秘,或选仲景理中丸(汤)加味,或选局方四君子汤加味治疗脾胃虚弱,不任攻伐,气机逆乱,运化失权,脾不升清,胃不降浊之证每收佳效[5]。

一、温补中气,塞因塞用

便秘一证,其病位在大肠,与肺、脾、肾三脏关系密切相关。肺主宣肃,与大肠相为表里,肺气虚则大肠津液不布;脾胃为后天之本,气血生化之源。脾气虚则运化无力,水津不布,肠道失濡;肾为胃之关,开窍于二阴而司二便,肾之精血亏损,肠道燥热,津液不足,肠道失濡而便干,或肾之阳气虚衰,温运无力,均可使糟粕涩留肠道,不能及时排出体外而致便秘。今观朱良春调制此案,脉证合参,当属脾胃虚寒,升降失常,大肠传导失职使然。病机关键是脾、胃二脏。因脾为后天之本,气血生化之源,脾不足则气血乏源,阴津亏虚,中气不足。气虚则肠道传送无力,血虚则津枯大肠失于濡润,如是均可使糟粕停滞大肠而便秘。肺主气,与大肠相表里,土虚金亏,肺气肃降,津液不能下达,大肠湿润,干枯不行,便秘由是而作,则出现肠道艰涩不通,煮便难下。加之久服泻下之剂,中气大伤,肠中津液匮乏。"前车之覆,后车之鉴",再用攻下之剂徒伤其里,故朱良春以塞因塞用立法,用温中醒脾,益胃生津执法而治之。

二、重用白术,司其运化

党参甘温入脾,补中益气,强壮脾胃为主药;干姜辛温入脾、胃经,具有温中散寒、回阳通脉、温肺化饮作用,其性能走能守,常用于治疗中焦虚寒证,在方中温中州而扶阳气为辅药;脾虚则生湿,故又以甘苦温之白术为佐药,燥湿以健脾三药:补—温—燥,相辅相成,配伍精当;再用炙甘草为使,补中扶正,调和诸药。诸药合用,共奏温中祛寒、补气健脾之功。朱良春重用生白术。关于白术的性味功效,《本草求真》曾曰:"白术缘何专补脾气? 盖以脾苦湿,急食苦以燥之,脾欲缓,急食甘以缓之;白术味苦而甘,既能燥湿实脾,复能缓脾生津。且其性最温,服则能以健食消谷,为脾脏补气第一要药也。"由此可见,朱良春用白术主要视其为补脾之圣药,重用一味生白术,主要是取其补益中州,健脾运肠,脾气健既可使大肠传导有力,又可使水湿得运濡润肠道。从临床上看,患者大便不堪干硬,唯排便困难,虚坐努责,用一般通便药很难奏效,必须以补为通,使脾胃得健,升降复常,肠腑乃通。白术这味药物通便首见于《金匮要略》及《伤寒论》桂枝附子去桂加白术汤,原文载:"若其人大便硬,小便自利者,去桂加白术汤主之。"

三、葛根枳实,升降相因

便秘的主要病机为气机升降失常,主要在于肺与脾,最后影响到大肠的传导。因肺主治节,又主一身之气,与大肠相表里,"开天气以通地道。"肺主清肃下降,气机得畅,肠腑得通,有利于气血运行及大肠传导糟粕机能的正常发挥。而脾胃同居中焦,相互络属而构成表里关系,为气机升降的枢纽。正常情况下,脾升可使肝胆之气也升,以行疏泄条达之功;胃降可使肺与大肠之气也降,以行肃降传导之用。脾胃虚弱则升清降浊功能失常,大便传导之官失职而成便秘。大肠传导功能的正常与否,有赖于胃的降浊和脾的升清,脾的升清也有赖于胃的降浊,两者相辅相成,缺一不可;且胃与小肠、大肠对饮食物的消化、吸收、排泄过程密切配合,共同完成饮食物的运化过程。当脾、胃、肠的关系不和谐时,就会出现腹胀、便秘等。正是因为如此,朱良春在方中配用了葛根、枳实这两味药物。关于葛根,医家称此为升清阳之圣药,《本草正义》曰:"葛根,气味皆薄,最能生发脾胃清阳之气。"李东恒也说:"干葛,其气轻浮,鼓舞胃气上行,生津液。"而枳实为宽中行气,消积除痞之上品,故《药品化义》曰:"枳实专泄胃实,开导坚结,故主中脘以治血分,疗胸膈间实满,消痰瘀祛停水,逐宿食,破结胸,通便闭,非此不能也。"由此可见,朱良春用此两味相伍,一升一降,使清阳得升,浊音得降,则便秘自解。

第五节 刘启泉经验

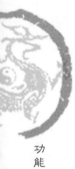

历代医家认为功能性便秘主要与脾、肺、肾相关,由于饮食辛辣刺激、肥甘厚味,导致胃

肠积热,脾胃受损,升降失常,大肠传导失司,故见便秘。外邪犯肺,肺燥津伤,宣发肃降失常,肺气不可下达,导致大肠传导功能受损,引发便秘。病后、产后及年老体虚之人,或患者素体虚弱,肾阴亏损,气血两虚,肠道失润,无水行舟,而成便秘;或由于肾阳亏虚,无力蒸化津液,不能濡润大肠,而成便秘。刘启泉认为,便秘的形成除此之外,还与肝、心二脏密切相关。久坐少动,或忧虑过度,致气机郁滞,肝疏泄失宜,通降失常,传导失职,故大便不畅;燥热扰心,心神失养,然心为五脏六腑之大主,心志异常,可引起各脏腑功能受损,大肠之传导功能亦可见异常,故而引起便秘[6]。具体临床从五方面论治。

1. 健脾和胃,升降有常

刘启泉认为对于脾虚湿困引起的便秘,宜健脾和胃,调节气机之升降;症见排便不畅,粪质不硬。但努责难下,便出不爽,脘腹胀满,舌淡边有齿痕,苔白腻,脉细无力者;刘启泉善用生白术,认为其甘苦性温,补而不滞,可升可降,为调节脾胃气机升降之妙药,升可健脾益气,降可燥湿消食通便,入煎剂常用量为 30 g,同时配伍苍术苦温燥湿,枳实破气消积,厚朴、木香下气除满,木香虽统管一身上下诸气,可快脾气、和胃气、消积气,因其性燥,故最高用量 6 g。诸药相合,健脾和胃,升降并用,使气机畅,腑气通,积滞除。

2. 疏肝养肝,气机畅达

刘启泉临证之时,对于肝气郁结所致的便秘,宜疏肝理气、养血通便。若见患者大便干结,或不甚干结,嗳气频作,烦躁易怒,胁肋痞满胀痛,舌红,苔白,脉弦者;刘启泉善用柴胡,其味辛能散,苦能降,入肝、心包、三焦经,功在通阳解郁和胃,既具有良好的疏肝解郁作用,又为疏肝诸药之向导,为治肝气郁结之要药。《神农本草经》曰:"主心腹肠胃结气,饮食积聚,寒热邪气,推陈致新",故其还具有疏通大肠滞气之作用,柴胡虽为良药,但其性升散,恐其截肝阴,故当中病即止,6~9 g 为宜,配合白芍酸甘化阴、养肝柔肝,当归养血通便,香橼、佛手疏肝理气,诸药合用,肝之疏泄得宜则腑气得降,大肠传导功能随之改善。

3. 宣发肃降,调理肺气

临床上,刘启泉认为对于肺气不利而引起的便秘,应治以宣降肺气,润肠通便,症见大便秘结,兼有胸部憋闷,喘咳者可用紫菀、杏仁、桔梗三药,宣利肺气,止咳平喘,润而不寒,辛而不燥,咳喘便秘同治。其中杏仁味苦微温,归肺、大肠经,富含油脂,可利肺气、止咳平喘、润肠燥。《本经疏证》曰:"紫菀,主胸中寒热结气",可见紫菀具有宣肺通腑、"提壶揭盖"之功,国医大师徐景藩认为其柔润有余,虽曰苦辛而温,非燥烈可比,他临床治疗肺气不利之便秘,常以紫菀为君药,辛开肺气,柔润肠腑。桔梗作为引经药,载诸药上行入肺,并开宣肺气。三药相伍,肺气得宣,腑气得降,糟粕得泄。例如,大便干结,肺胃热盛,口渴引饮,津液大伤,应辅以北沙参、麦冬、石斛滋阴生津,增水行舟;酒大黄泄热攻积,且可清上焦火热,肺气宣发肃降得宜,则津液下行入肠腑,三焦通畅,大便得下。

4. 补益肾气,调节阴阳

刘启泉在临证之时,对于肾阳虚引起的便秘,宜温补肾阳,症见患者年老体弱,大便干或不干,排出困难,腹中冷痛,常用肉苁蓉、牛膝温补肾阳,润肠通便,配合乌药,其味辛性温,能开郁散寒,疏畅经气,温肾宽中,且善止痛。肾阴虚者,宜滋补肾阴,症见患者形体消瘦,潮热盗汗,舌红少苔,脉细数,则常用生地黄滋阴生津,女贞子、墨旱莲滋补肾阴,郁李仁润燥滑肠,且其善攻大肠气滞,同时佐以少量苦寒药,攻补兼施。

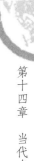

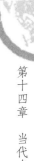第十四章 当代名医诊治经验

5. 清热养阴,滋养心神

对于燥热扰心所致之便秘,刘启泉主张清热养阴,滋养心神,重视身心综合治疗。临证之时,症见大便干结、焦虑抑郁、烦躁、失眠多梦、口渴,常以黄连、栀子清心降火,善用百合养阴清热、安心益智,《神农本草经》言其"主邪气腹胀、心痛。利大小便,补中益气",故刘启泉还常取其理脾健胃通便之效,并配伍玄参养阴生津,柏子仁、炒酸枣仁滋养心神,使郁热得清,心神得养,则五脏安和,大肠之传导功能恢复正常,大便能下。

第六节　朱秉宜经验

朱秉宜认为便秘在于肺、肾、脾三脏的功能不能正常运行,固妄以泻药仅得暂通,不治根本,久服少效,病情加重,开阖失司,使便秘久治不愈。他提出津不四布,脾运失健所致者,治脾为主;津液生化乏源者,治肾为主;津液不足,肺燥耗津所致者,治肺为主,兼有精神抑郁者加疏肝理气之品[7]。

1. 宣肺润肠,行气通便

朱秉宜尤重视人体津液的充足。有些患者,如长期使用蒽醌类药减肥患者,产后、病后、年迈患者,由于损精耗液出现慢性传输性便秘。临床出现数日无便意,粪便坚硬而排便艰难,常见兼证有腹胀、腹隐痛、口干、尿频、尿不尽、口腔溃疡、面部痤疮、纳谷不香等。虽病位在大肠,其发生与肺密切相关,肺与大肠相表里,肺热过盛,则津液损耗。治疗上,朱丹溪有升降肺气,疏通传导,上窍开泄,下窍自通之说;李梴有用桔梗汤或苏子降气汤治大便燥结之法;更有叶天士用开泄肺气,兼以和胃治肠痹。这些治法表明,只有开泄肺气,以治肺燥,滋阴补肺津,方为治肺之法。治肺之法,清代陈士铎认为:"全在不润大肠,而补肾,犹妙不止补肾,而且补肺。更妙不止补肺,而且升肺,盖大肠居于下流,最难独治,必须以肾经以调治,从肺经以清之。气既下行,沉于海底。非用升提之法,则水柱闭塞而不通,启其上孔,则下孔自然流动,此下病治上法,亦腑病脏治之法也。"因此,朱秉宜认为治疗上宜以开宣肺气,润肠通便立法,方能使慢性功能性便秘达到标本兼治之目的。又因粪便久滞肠中,郁久化热,故方中可适当佐以清热通便之品。倘若不能审证求因,单纯用泻下药来通便,可以解一时便秘之苦,但大泻之后势必要耗气伤津,从而造成恶性循环,使慢性功能性便秘越来越重。朱秉宜通过继承和挖掘文献,应验于临床的基础上融会贯通,自拟肠痹汤(白术、当归、柴胡、升麻、杏仁、桔梗、紫菀、枳壳、枳实、瓜蒌仁)为基本方加减,具有宣肺清热、养阴生津、导滞助运的功效。口干者加生地黄、麦冬、乌梅;面部痤疮、口腔溃疡者加黄芩、赤芍、生地黄、南沙参;阳虚者加肉桂。本方以治肺为主,补肾健脾养血为次,佐以理气导滞润肠。诸药合用,能补能通,不燥不寒,加强肺、脾、肾对大肠宣导传化,使气虚得补,肠燥得润,大便自通。

2. 养阴生津,润肠通便

朱秉宜认为粪便的排泄是大肠的传化糟粕,但与肾的气化有关。肾中精气的气化功能,可调节体内津液的输布和排泄,维持体内津液代谢的平衡。若肾阴不足时,可致肠液枯涸而便秘;肾阳不足时,气化无权而致阳虚便秘。饥饱劳役,损伤胃气及辛辣厚味而助火邪伏于

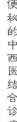

功能性便秘的中西医结合诊疗

血中,耗散真阴,津液亏少,故大肠燥结。又有老年气虚津液亏少而结。长期服用峻利性泻药者、糖尿病性便秘患者、老年气虚津亏便秘患者,临床可见大便干硬或先干后软,长期排便艰难;便意不尽,数日一行,伴口干少津,腹胀、纳差等。治疗上,朱秉宜注重于滋阴补肾,使体内的津液充盈,肠道得以濡润。清代陈士铎《石室秘录》有生阴开结汤,以清肺热、补肾水,升清降浊,养血润肠而通便,对功能性便秘颇有疗效。朱秉宜结合朱丹溪升降肺气,"提壶揭盖法"的理论,以及津血同源的思想,在此方基础上重新拟就了养阴开结汤,应用于临床多年,收效显著。选用南沙参、麦冬、玄参、知母、生地黄、熟地黄、山萸肉、怀山药、白术滋阴补肾,从根本上解决肠燥,大便逐渐恢复正常。配合使用润肠之药,火麻仁、桃仁、杏仁、瓜蒌仁、瓜蒌皮、肉苁蓉润肠滋燥,取润下缓行之意。升麻开宣肺气,当归、桑椹养血润肠。临证时见其病情轻重,禀赋厚薄,投量或多或少,以病情轻重而定。这一方法既能收到通便的效果,又能避免耗伤正气。随着津液充裕、阴阳协和,肠燥得以改善,大便才得以自通,此方养阴不滋腻,健脾行气,润肠而不伤阴。老年气血亏损者加益气而不燥的药物,如黄芪、党参,补气健脾;纳呆者加焦山楂、焦谷芽、焦麦芽。服药后仍少便意、粪便坚硬者,增加火麻仁用量,同时增加生白术用量,最多可用 60 g,其中生白术为补脾上品,健脾益气通便。白术"能振动脾阳,又最富脂膏,本能滋津液,万无伤阴之虑",白术通便作用,一是健脾气行推动作用,使胃肠蠕动功能增强;二是生津液起濡润作用,使肠道精津常润,粪质不燥。现代医学研究发现白术有调节大肠传导的双向作用,重用至 30~60 g 有通便作用。

3. 益气养血,助运润肠

朱秉宜认为李东垣在《脾胃论》中的观点,除阐明脾胃和元气的密切关系外,更是阐发了脾胃在机体升降运动中的枢纽作用。在病理上,脾气不升可出现纳呆、食后腹胀、倦怠乏力等清阳不升,脾不健运的病症,甚至体质虚弱者,发生大便干硬或先干后软,排便艰难,便意不尽等症。此虚秘为中气不足,气虚下陷所致。朱秉宜遵循"虚则补之"的原则,治疗以扶正祛邪为大法,腑病脏治,运用温补升提之法,补中益气汤加减,每能奏效;并指出"脾健不在补,贵在运",强调运脾才能去陈纳新,促进脾胃升降功能的正常运转。故健脾升阳当补中益气,黄芪、党参、白术皆甘温益气之物,合升麻、柴胡升散,温补脾气,鼓舞清阳之力更强。熟地黄、当归养血润肠。在当补即补的基础上,通补兼施,恢复大肠传导功能,佐以润肠通降之品,以导舟行,如柏子仁、肉苁蓉、桑椹、全瓜蒌、火麻仁等。口干者加南沙参、麦冬、生地黄;尿频者加山茱萸、益智仁;便软者去全瓜蒌、火麻仁。朱秉宜吸取了李东垣治疗脾胃病益气升阳的用药法度,尤其侧重温补,十分慎用寒凉,反对滥用下法。此补脾之法,有补中寓消、消中有补、补不碍滞、消不伤正的特点,只有脾胃健运,津液四布,才能维持"清阳出上窍,浊阴出下窍"的正常升降运动,以达通便的目的。朱秉宜认为便秘治疗的目的不仅是缓解症状,更重要的是恢复正常肠动力和排便生理功能,才能治愈便秘,否则便秘会伴随终生。朱秉宜坚持虚秘应以治本为主,在养阴补血基础上加润肠药,还要加气分药,否则润通作用差。便秘有虚实之异,实秘攻下以通,虚秘补之以通。后者又有阳气虚弱及阴血不足二证,一般阴血不足证多见,治疗要在养阴补血基础上加润肠药,如柏子仁、何首乌、桃仁、杏仁,或知母、玄参、玉竹等。另外,还必须加用气分药,行气理气,增加肠道蠕动,如陈皮、枳壳、枳实、槟榔、沉香、香附等,标本同治,攻补兼施,才能收预期效果。

第七节　王生义经验

王生义在临证中以"清肺润肠,行气助运"为法,注重四诊合参,寻求病因,因病制宜;注重辨证论治,即病因病机不同,相应治法不同,遣方用药也不同。例如,平常喜食辛辣,致阳明燥热、腑气阻滞,以胃脘胀痛、小便黄赤、大便干硬、舌红苔黄干、脉滑数为主证时,常重用大黄、黄芩、黄连等清泻实热;遇寒或食生冷后,致寒邪阻滞气机,以胃脘冷痛、大便不畅、脉沉细为主症,常重用干姜、荔枝核、吴茱萸等温经散寒;临床上一些女性患者因例假过多,致血虚、肠道失养,传导艰涩,以月经量多、经期延长、面色苍白、舌淡苔白、脉细为主症,常选用当归、生地黄滋阴养血,麻仁、杏仁润燥通便。大部分患者素体虚弱或久病后,导致脾气虚弱、运化无力,以乏力、纳呆排便无力为主症,常重用党参、炒白术、黄芪、山药等健脾益气,脾气充则腑气畅,便自通[8,9]。

1. 青年患者

临证中发现青年患者呈逐渐增加趋势[14],多因饮食不规律,工作压力大,经常熬夜[15]所致,久则耗伤阴液,阴液不足,大肠失于滋润,则无水舟停,故对于这类便秘患者临证中多以养阴润肠为基本治法,即《温病条辨》中所讲的"增水行舟"。对于这类患者,王老常以增液汤为基础方加减,配以当归补血生津、火麻仁润肠、杏仁宣降肺气、枳实与槟榔消积导滞。

2. 老年患者

老年性便秘往往随年龄增长而逐年加重,其中 60 岁以上老年人群中便秘的患病率为15%~20%,80 岁后可达 20%~34%,长期行动不便需要护理的老年人中患病率甚至可高达80%[16]。王老在临证中认为老年人多气血不足、津液亏虚。气虚则推动大肠传导无力,导致大便排出时间延长;血虚津亏则不能荣润滋养肠道,导致肠燥津枯,大便坚涩,从而形成便秘。故王老在治疗老年性便秘上以益气养血润肠为主,方用麻子仁丸、补中益气汤、当归补血汤等加减治疗。

3. 重视湿热之邪

现代社会,人们的饮食不规律,易伤脾胃,脾胃伤则运化功能失调,湿邪内生,日久化热,湿热内蕴,阻滞气机,导致便秘,正所谓"湿为大肠百病之祸"。此类便秘大便多黏滞不爽,肛门灼痛,粪便臭秽。故王老在治疗这类便秘患者,治以健脾清热燥湿行气,以四君子汤、四妙散加减治之;药物加砂仁、白扁豆、杏仁、枳实、槟榔等。脾胃强,则气血和,湿热自除,腑气则畅,大肠通利,便秘自愈。

4. 用药特点

王老在治疗便秘上常配以杏仁:其一,取其长于降泄上逆之肺气,调畅气机,宣降肺之气机,以利大肠传导;其二,其为润肠通便之上品,取其质润、润滑肠道的作用。现代药理研究证实,杏仁中因含有大量的脂肪油,故能提高肠道黏膜对其内容物的润滑作用[9],从而佐证了杏仁在治疗便秘中润肠通便的特性。王老在治疗便秘常配以黄芩:其一,意在清解上焦热邪,热退则无以耗上津液,津液存而大便得以润;其二,清肃肺气,肺气降可佐苦寒药攻下,共

功能性便秘的中西医结合诊疗

奏上清下泄、兼祛表里热邪之效。亦是肺与大肠相表里的体现。现代社会人们的饮食习惯不规律,易伤脾胃,脾胃伤则运化功能失调,气机不畅,腑气不通易致便秘。故王老临床多用枳实、槟榔等消积之品,效果颇佳。枳实味苦、酸,性辛而微寒,归脾、胃经,善破气除积,化痰除痞,对腑气不通的便秘有良效;槟榔味苦,性辛而微温,归大肠、胃经,主消积杀虫、行气,治疗因久坐少动致胃肠气机阻滞,传化不利之便秘。王老自拟桑黄五仁汤:桑叶 12 g,黄芩 9 g,杏仁 9 g,桃仁 12 g,柏子仁 12 g,火麻仁 12 g,厚朴 9 g,炒枳实 9 g,炒莱菔子 12 g,焦槟榔 9 g,瓜蒌 12 g,酒大黄 6 g,当归 10 g,肉苁蓉 9 g,甘草 3 g。方以清热药与润肠药为伍,肺热清则大肠得以润,增津与润肠并施;又用行气药与润肠药为伍,行气以助大肠传导。

5. 心身疾病的认识

现代医学证实功能性便秘与心身医学有密切关系,王老在用药物治疗时,也非常重视患者的心理疏导及日常护理:引导患者正确认识便秘,保持心情舒畅,缓解负面情绪及焦虑;注意饮食,多食白菜、芹菜、茄子、韭菜、香蕉、红薯、酸奶、蜂蜜水、豆类制品及火龙果等粗纤维食物,每日多饮水保证足够的水量,每日至少 1 500 mL;养成良好的排便习惯,定时(晨起)排便,时间不宜长,逐渐形成自己的排便规律;生活调理,如晨起喝一杯凉的淡盐水,多揉下腹,适当锻炼(快步走致微微汗出);忌滥用泻药,防止产生依赖性;每日清洗肛门,多做提肛运动;超过 5 d 不便可用开塞露、肥皂栓等刺激肠蠕动,增强排便。以上方法的应用在临床中取得了很好的效果。

第八节　张小萍经验

张小萍认为外感寒热,饮食不节、情志所伤,阴阳气血不足等皆可以引起便秘,功能性便秘虽有肠道实热、肠道气滞、肺脾气虚、脾肾阳虚、津亏血少五证之分。张小萍据其临证经验,将其提纲挈领为虚、实之分。张老认为虚秘主要为阴阳气血不足导致肠失濡养,推动无力;实秘主要为胃肠积热,气机郁滞,导致肠道壅塞不通[10]。临证时辨治如下。

1. 虚秘

张老认为虚秘虽有气虚、血虚、阴虚、阳虚之分,但临证时单一症候难见,往往诸证兼见。气能生血,血能载气,气虚常易致血虚,血虚往往易致气耗;气虚温煦作用减退,虚寒内生,易导致阳衰;津血同源,津血亏虚,日久则成阴虚。故虚秘往往气血阴阳皆不足。饮食劳倦内伤,或素体禀赋不足,或年老体弱,或妇人产后均可导致气血阴阳亏虚。气虚则大肠传导无力,阳虚则肠道阴寒内结,导致排便无力,大便艰涩;血虚则大肠失养,阴亏则大肠干燥,导致大便干结,排便困难。临床以大便干结,或粪质不干但排便费力,神疲乏力,腹胀喜揉。舌质淡红、苔薄白,或舌红苔少,脉细为辨证要点。治当益气养阴,润肠通便。方药用张氏益气润肠通便方加减:党参、炒白术、黄芪、当归、火麻仁、玄参、杏仁、决明子、柴胡、升麻、肉苁蓉、炒枳壳、谷芽、麦芽等。方中黄芪、党参、白术、炙甘草健脾益气;当归配黄芪补血;陈皮、炒枳壳理气助运;升麻、柴胡升提下陷阳气,以求浊降清升;玄参、火麻仁、杏仁、决明子润肠通便;肉苁蓉温阳通便;谷芽、麦芽健脾开胃,并可调节脾胃升降。常用加减:腹胀甚加厚朴、槟榔行气消胀;阴虚内热加知母、麦冬、北沙参以养阴清热;阳虚甚加怀牛膝助肉苁蓉温补肾阳。

2. 实秘

张老认为此型多由胃肠积热,气机郁滞,导致肠道壅塞不通。《素问·灵台秘典论》曰:"大肠者,传导之官,变化出焉"。患者因饮食过于辛辣厚味,胃肠火热内盛,邪热下移大肠,伤津化燥,燥热互结,致令大肠传导失职,气机郁滞,导致肠道壅塞不通;或因素体阳盛火旺,情志不舒,则气机不畅,致令大肠传导失职,糟粕壅塞肠道而致便秘。临床以大便干结,脘腹胀满,甚至疼痛拒按,口干,小便黄,舌质红,苔黄少津,脉弦滑或弦数为辨证要点。治当疏肝理气,泄热通便。拟张氏理气泄热通便方加减:柴胡、炒白芍、炒枳实、炙甘草、生地黄、玄参、麦冬、厚朴、大黄、谷芽、麦芽等。本方由小承气汤、增液汤、四逆散三方化裁而成。方中用小承气汤轻下热结以胃肠积热;增液汤滋阴增液以泄热通便;消四逆散疏肝理气健脾以去气机郁滞致病因素,临床试验研究表明四逆散能有效改善功能性便秘患者结肠传输功能且以左半结肠改善为主;谷芽、麦芽健脾开胃,并可调节脾胃升降。常用加减:腹胀甚加莱菔子、槟榔理气消胀;胃火盛者酌加黄连、黄芩。

第九节 田振国经验

长期以来,人们认为便秘属于内伤杂病,治疗时应以脏腑辨证为辨治大法,然而,由于该病发病原因和机制的不清,且与多系统疾病相关,包括与功能性、器质性(肠道疾病、内分泌疾病、神经系统疾病、肌肉疾病等)及药物有关。涉及疾病达几十种。田振国认为治疗慢性功能性便秘应从"气"入手,循"以补为通,以补治秘"立论,以"调肝理脾,补肺强肾,通腑润肠"为治疗原则。上述疗法则看似繁杂难明,对慢性功能性便秘的治疗无法起到执简驭繁之功,有悖脏腑辨证之嫌;而从气机的升降出入论及三焦辨证论入手,与便秘的发病机制非常贴切[11]。

1. 从气治秘

以六腑气机的条达舒畅为治疗主线。田振国根据多年的临床观察发现,慢性功能性便秘以大肠气血津液的循行异常为病理基础,病性以虚为主,并以气血亏虚,津液不足,肠道失润,推动无力为主要病理表现,气的循行异常是形成便秘的关键。气机的条达舒畅与否,有赖于气的温煦、推动、固涩、气化、防御作用是否正常,故而慢性功能性便秘的治疗应从"气"入手。气机畅则清气升、浊阴降、粪便得泄。因此,慢性功能性便秘应以"从气治秘"为主旨;以六腑气机的条达舒畅为治疗主线,贯穿于治疗的始终。

2. 以三焦辨证为纲,脏腑辨证为目

《诸病源候论·大便难候》云:"大便难者,由五脏不调,阴阳偏有虚实,谓三焦不和则冷热并结故也。"田振国教授认为"脏腑不和,三焦气涩,动力缺乏和气机不畅是形成便秘的基本原因"。在具体治疗原则的制定方面,应重视整体观念,突出中医治病优势,改传统治疗便秘以脏腑辨证为主的习惯,建立以三焦辨证为纲,以脏腑辨证为目的辨治方法,其提出"调肝理脾、补肺强肾"的治疗原则,反映了上述观点。肺居上焦、脾守中焦、肾关下焦,治疗过程中三焦并顾,不失偏颇。肝主疏泄,三焦气机的条达舒畅,有赖肝脏调节。在此基础上,视脏腑虚实辨证用药。至此,"养荣润肠舒"的遣方用药思路乃成。全方立意明确,目的清晰。

方剂组成:决明子、当归、柴胡、桃仁、厚朴、枳壳、槟榔片、莱菔子、肉苁蓉、牛膝、杏仁、瓜蒌、黄精共 13 味。

方解:其中黄精、杏仁、瓜蒌 3 味药润上焦肺气,调和百脉,下利大肠;肉苁蓉、牛膝 2 味药强下焦肾气,助元阳利二阴;厚朴、枳壳、槟榔、莱菔子 4 味药理中焦脾气,强散精气,助脾之运化水谷之功能;决明子、柴胡、当归、桃仁 4 味药调肝理气,疏解三焦气机之涩。此 13 味药合用共奏三焦调节之功。

第十节　石志超经验

石志超认为临功能性便秘是临床常见病、多发病,尤以年老体虚者为多发,对于便秘的治疗与众不同,其所采用的治疗大法几乎都是补法为主,不专通便却有极佳的通便疗效,治愈患者无数[12]。

1. 辨证求因,最忌专事攻泻

便秘一证,病在大肠,六腑以通为用,故而常医多采用通里攻下之法治疗本病。常用药物亦多以承气类、麻仁滋脾丸、番泻叶等药为主。而市面上所售通便药物如芦荟胶囊、牛黄解毒片、肠清茶等无一不为通里泻下之品,通常患者亦多选择上述药物,以图一时之快。殊不知此速效之时,即已埋下了伤正的祸根,使便秘更加重。石志超指出:医生治病须合《素问》"治病必求于本"之理,谨守病机,最忌"头痛医头,脚痛医脚",临证应审其病因、查其病位、断其病机,方可治病。临床用药,当辨证论治,如若为通便而通便,一概施以大黄、番泻叶等苦寒峻泻之品,大便虽得一时之快,然重伤气阴,无疑雪上加霜。石志超认为某些医生不加辨证,一见便秘腑气不通,即用通里攻下之品,是违背了中医"审证求因,治病求本"的辨证思想。如此治疗,治实热便秘者尚需中病即止,如以之治虚证便秘必害人无功。因泻下剂均为苦寒之品,苦寒药易伤中影响脾胃运化,损伤正气,苦性多燥易伤津液,寒性伤阳,都能影响大肠传导而加重便秘,故不可久服、错服,否则必犯"虚虚"之弊。而应在辨明其病因病机的基础上,根据其气血阴阳、寒热虚实的不同辨证治疗,方能取得持久疗效。

2. 因虚致秘,塞因塞用

石志超在临证之时,发现慢性便秘患者,皆以虚证为主,如有老年体弱,阴津干枯或阳虚内寒者;有多病、久病体弱、气血亏虚者;有长期服用通腑泻下之品耗伤气血阴阳致正气虚损者。故在治疗上石志超常以补脾益肾,滋阴润肠为基本法则,辨证论治。对阴亏血虚津枯不能滋润大肠,致"无水舟停"者,多应用增液汤、四物汤类,药如生地黄、玄参、麦冬、当归、炒白芍、百合、黄精等滋阴养血,增水行舟。对肺脾气虚,大肠传送无力者,多用补中益气汤、四君子汤、归脾汤、黄芪汤类等,健脾益气,使肺脾之气得以内充则传送有力,大便通畅。对阳气虚衰,阴寒凝滞致肠道传送无力以致便难者多用附子理中汤,济川煎等加味治疗以温阳益气,润肠通便。而临证之时病情多复杂多变,或气阴两虚或阴阳两虚,故可补气、滋阴、养血、温阳并用。且常加用酸枣仁、桃仁、柏子仁、火麻仁、郁李仁、杏仁等果仁类药物生津润肠,通便而不伤正。《温疫论·老少异治论》说:"凡年高之人,最忌剥削。设投承气,以一当十;设用参术,十不抵一,……老年慎泻,少年慎补"。且虽有"六腑以通为用"之说,然通下之法,当随其兼证各异,气虚者,补气即所以通;阳虚者,温阳即所以通;血虚者,补血即所以通;气滞者,行气即所以通;热结者,泄热即所以通;阴虚者,滋阴即所以通。不可拘泥于通下之法,当灵活用之。若妄用攻下之剂,如饮鸩止渴,犯虚虚之忌。临床诊病,纯虚或纯实甚少,多病情复杂,虚实夹杂。治之应分清标本缓急,急则治标,缓则治本,标本俱急当标本兼治。石志超在临证用药时,治疗便秘尤喜应用生白术,且主张大剂量应用,常用 30~60 g。因白术"多脂""生津液",治"大便硬"。白术具健脾强胃之功。脾气虚可致大肠传送无力,而成便秘;胃失和降,腑气不通,亦可致大肠传送失职,发为便秘。应用白术可健脾和胃通便,又肺属金与大肠相表里,脾胃属土,故又喻培土生金之意。用此药一举多得且疗效颇佳。近年临床观察发现重用生白术,单用即可有运脾润肠通便之效,与其他药合用可增强效力。

第十一节　王　琦　经　验

临床便秘患者,多数因便秘时日已久,乱投各种泻药而致大便无规律,脾胃功能紊乱,以脾虚气滞,阴液不足,不能正常排便者多见。王琦认为,脾居中州,亦属"中气"范畴。用白术健脾益气通便,既是"治病求本",亦是"塞因塞用"之法。《灵枢·口问》曰:"中气不足,溲便为之变"。便秘虽有冷秘、热秘、阳虚便秘、阴虚便秘、气虚便秘、血虚便秘之不同,临床凡见便秘者,均可用生白术治疗。此时白术用量宜大,常为 30 g 以上,甚至达到 120 g 方能奏效。临床若无兼证,单用一味生白术即可奏效。若为虚秘,临床症见便秘数年月,并无腹满、腹胀,形如常人。王琦常取生白术与枳壳 2:1 或 3:1 之比例,以白术补脾胃之弱,而后化其所伤,使攻伐不峻利矣。若为实秘,临床常见患者体型丰腴,腹部肥满胀闷,口气重,纳少纳不香。王琦将枳实或枳壳用量倍增于白术 2~3 倍,取其破气除痞,二药参合,一泻一补,一走一守,补而不滞,消不伤正,共奏健脾除满、通利大便之功。若便秘气虚明显者,还可酌加黄芪、太子参、党参;若腹胀气滞明显,可酌加木香、莱菔子[13]。

第十二节　刘铁军经验

便秘基本病机为大肠传导失常,气机不畅。病理性质可概括为寒、热、虚、实四个方面,燥热内结于肠胃者,属热秘;气机郁滞者,属实秘;气血阴阳亏虚者,为虚秘;阴寒积滞者,为冷秘。而寒、热、虚、实四个方面常又相互兼夹或相互转化,如热秘久延不愈,津液耗损,肠失濡润,病情由实转虚;气机郁滞,久而化火,则气滞与热结并存。此外,功能性便秘患者在排便中,因自身病症的影响,容易导致其他一系列并发症,如急性心肌梗死、心绞痛、心律失常、肠癌、高血压等。功能性便秘还会导致人体毒素大量堆积,人体内的毒素主要是通过粪便排出体外,长期便秘,就会导致体内毒素不能及时排出,易诱发炎症、肿瘤等疾病,并对肝硬化失代偿者,诱发肝性脑病。功能性便秘疾病的发生,严重影响患者的生活质量生理机能,值得深入研究[14]。

根据刘老的临床观察,在功能性便秘中,气虚是常见的影响因素之一。人体一旦出现气虚,就会降低大肠的传导功能,在排便中,大肠无法顺利将粪便排出,导致便秘。可见气虚与便秘之间具有密不可分的关系。因此,刘老在中医临床中,应用补中益气汤加味来治疗功能性便秘,在治疗中坚持补中益气原则,促进患者大肠蠕动,润湿人体肠道,提高大肠传导运输功能。在补中益气汤中,党参、黄芪、白术等中药,具有良好的补气作用,同时可以强健人体脾胃功能,达到益气通便的效果。其中,白术的用量应当稍微加大一些,刘老在中医临床中,最低的使用剂量为 30 g,并慢慢加大使用剂量。黄芪用量也较大,后续根据患者的病情进展,适当加减用药剂量。当归与黄芪联合应用,体现了当归补血汤之意,具有补气、生血的重要功效,运用大剂量当归,可以达到润肠通便的效果。陈皮具有行气宽中功效,可以促进人体毒素的排出。柴胡可以升清降浊,调理气机,让大便的排出更加顺畅无阻。在功能性便秘治疗中,联合诸药,不仅可以充分发挥各种药的治疗效果,还能达到治疗脾气虚弱型功能性便秘的目的。

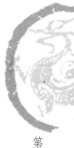

第十三节　柯晓经验

柯晓教授从事中西医结合临床、教学、科研 30 余载,临床经验颇丰,对中医药治疗功能性便秘有着独到的见解,现将其诊疗本病的经验总结如下[15]。

1. 审证求因,治病求本

功能性便秘属于中医学"便秘"的范畴,一般病程较长,反复发作,病因病机错综复杂,多数医家认为本病症,病机为大肠传导失常,腑气传导不利,或因气机郁滞,或由肠胃积热,或缘阴寒凝滞,或责气血亏虚,或归阳气虚衰,或咎阴津不足,其病涉阴阳表里、寒热、阴阳、虚实,临床上本虚标实多见,本病病位虽在大肠,实则关乎五脏,诚如《素问·五脏别论》所言:"魄门亦为五脏使。"柯晓博览众家之长,结合自己多年经验,结合福建地区的地理环境、生活饮食等因素,认为脾虚为功能性便秘的根本原因。《素问·灵兰秘典论》记载:"水谷者常并居于胃中,成糟粕而俱下于大肠"。脾乃后天之本,气血生化之源,脾为胃行其津液,气血津液皆出于脾。若脾气亏虚,则推动无力,肠中糟粕停滞,无力排出,故而便秘;若脾虚则血液、津液生成不足,肠燥津亏,大便燥结难下,发为便秘。柯晓对于功能性便秘患者应审证求因,治病求本,切勿专恃于通,不宜过多用峻下或猛攻之法,要掌握个体之间的差异,灵活用药,并不可滥施泻药。同时也要结合"辨病与辨证相结合"的理念,对功能性便秘的进行诊断辨证,方可体现"病证结合"的临床疗效优势。

2. 辨证论治,随证增减

柯晓认为功能性便秘患者多属虚实夹杂之证,常根据其症状,随证加减,参以他药,收效甚捷。若见气虚者,合黄芪汤化裁,重用生白术、生黄芪,达到益气健脾、升清降浊的功效。若辨为气滞者,重点在于运脾、疏肝、理肺,合六磨汤或四逆散,加紫菀、杏仁、瓜蒌等宣肺之品,提壶揭盖,使三焦气机调畅,肠腑得通。热积者,加大、小承气汤泄热通腑,引热下行。阴虚、血虚者,予增液汤或四物汤化裁,在于生津增水行舟,养血润燥,配合火麻仁、郁李仁等润肠通便。阳虚、寒积者,加巴戟天、肉苁蓉、锁阳等温阳之品,起温肾暖脾、行气通便的作用。兼有湿热黄腻苔,加茵陈、白扁豆、茯苓、黄连等味清热化湿,同时也注重湿热偏重的问题。此外,也会重用赤芍、白芍(白补赤泻),配甘草合"芍药甘草汤"之意,酸甘化阴,养阴柔肝,柔筋解痉,缓解直肠和肛管括约肌的痉挛。对于长期便秘的患者,常常考虑"久病生痰、成瘀"的问题,增加陈皮、法半夏、桃仁、丹参等,起到化痰行瘀的效果。

3. 内外相合,齐举通幽

功能性便秘除了内服中药治疗外,可结合外治疗法,共达"通幽"之效。柯晓在临床上提倡配合针灸、贴敷、中药灌肠、腹部按摩等外治法。针灸是功能性便秘的可选择治法,采用主穴加辨证配穴的思路,常取天枢、大肠俞、支沟、腹结、八髎等。热证加合谷、曲池;气滞证加膻中、气海;虚证加脾俞、胃俞;冷秘加石关、照海。穴位埋线常用取穴:天枢、大肠俞、足三里、气海、关元等,羊肠线埋线,每15日1次。穴位贴敷采用神阙,该穴与脾、胃、肾的关系最为密切,具有疏通经络、调达脏腑、润肠通便的作用,临床上可在辨证基础上选择具有通便或理气作用的中药复方制剂做成,并将药物研末,科室选用理气通便贴外敷治疗。中药灌肠,可在辨证基础上选用中药复方煎剂灌肠,药液可直达病灶,在短时间内被肠道吸收,提高局部药物浓度,减轻肝脏首过消除效应。腹部按摩,可以让肠道蠕动加快,减少粪块在肠内的停留时间,减少肠道对食物残渣的水分吸收。此外,按摩可以改善腹部肌肉的血液循环,加强腹肌的力量,有利于便秘的治疗及疗效的巩固。对于难治性的便秘,可内治法与外治法双管齐下,内外同治,提高患者的生活质量,有着较好的临床疗效。

4. 重视心身,摄生得宜

在临床上,柯晓注重了解功能性便秘患者的心理状态,帮助他们解除精神上的紧张与焦虑,并放松思想,通过用心交流与倾听、不断鼓励与保证、正确教育与引导等不同方法进行心理疏导,解决患者的主要心理矛盾,让其乐观面对生活,完全信任医者,积极配合治疗,必要时还需用精神心理药物治疗。同时告诫患者也需要合理安排生活与工作,做到劳逸结合,适当参加体育锻炼,传统的养生运动如五禽戏、太极拳、八段锦等均能强身健体。此外,需要养成按时排便、有便不忍的好习惯;三餐饮食有节,营养均衡,纠正不合理的饮食习惯,在此基础上配合以药物治疗,以使气机通畅,大便传导功能得以改善,则功能性便秘可逐渐康复。

5. 博采中西,综合取功

柯晓认为不论中医还是西医,理应先了解清楚疾病的病因与发病机制,进行针对性的治疗,中医、西医各有优势,取长补短,优势互补,对于难治性便秘,柯晓认为应采用中西合璧、综合取功的策略,方可提高临床疗效。根据功能性脾胃病罗马Ⅳ标准[1],功能性便秘分为三个亚型:慢传输型便秘、排便障碍型便秘和正常传输型便秘。慢传输型便秘主要表现为粪便干结、便次减少、结肠传输时间延长,可在中药辨证施治的同时,选用促动力药物(莫沙必利等)、容积性泻药(聚乙二醇等)、促黏液分泌药物(利那洛肽等)。排便障碍型便秘主要是表现为排便费力、费时,需要手法辅助排便,在中药、针灸辨证施治的同时配合生物反馈治疗,使耻骨直肠肌及肛门括约肌松弛,恢复盆底肌的协调运动,从而促发排便。正常传输型便秘临床上多见于直肠低敏感,缺乏便意,常伴有排便不尽感,在中药灌肠的基础上常配合球囊训练,改善直肠感觉功能,提高直肠敏感性。

------------------------------- 参 考 文 献 -------------------------------

[1] 贾苏杰,李佃贵,郭立芳,等.国医大师李佃贵治疗功能性便秘用药特点[J].中医学报,2020,35(8):1697-1700.
[2] 汤立东,王学良,王垂杰,等.李玉奇教授治疗便秘经验[J].世界中医药,2013,8(8):932-934.
[3] 覃玉珍,李桂贤,牟丽环,等.李桂贤治疗功能性便秘经验[J].湖南中医杂志,2019,35(9):28-30.
[4] 梁尧,李桂贤.李桂贤教授治疗功能性便秘的经验[J].广西中医药大学学报,2015,18(3):12-13.
[5] 高尚社.国医大师朱良春教授治疗便秘验案赏析[J].中国中医药现代远程教育,2011,9(16):4-6.
[6] 韩雪飘,魏丽彦,李念,等.刘启泉基于"通调五脏"治疗功能性便秘经验[J].环球中医药,2020,13(3):471-473.
[7] 何雯玉,谷云飞,殷翠云.朱秉宜教授从虚论治便秘经验介绍[J].新中医,2016,48(5):228-230.
[8] 莫日根,常宏涛,陈佳,等.王生义治疗便秘临床经验[J].辽宁中医杂志,2021,48(4):43-45.
[9] 莫日根,常宏涛,赵福龙,等.王生义主任医师治疗功能性便秘临床经验[J].中国中医药现代远程教育,2020,18(23):51-53.
[10] 李龙华,何凌,张小萍.张小萍教授治疗功能性便秘经验探讨[J].中国中医药现代远程教育,2015,13(23):25-27.
[11] 魏峰明,董岩平,田振国.田振国三焦辨证用于慢性功能性便秘诊治的理论探讨[J].中国民间疗法,2016,24(2):12-14.
[12] 乔淑茹.石志超教授治疗慢性功能性便秘经验[J].光明中医,2013,28(5):903-904.
[13] 郑璐玉,杨玲玲,王琦.王琦教授应用枳术丸治疗功能型便秘的经验探讨[J].中医药通报,2012,11(4):17-19.
[14] 曾天龙,刘铁军.刘铁军教授运用补中益气汤加味治疗功能性便秘[J].现代养生,2019(2):162-163.
[15] 刘启鸿,柯晓,方文怡,等.柯晓教授治疗功能性便秘临证经验[J].福建中医药,2021,52(9):44-45.

第十五章　当代名医验案分析

第一节　李佃贵医案

案：患者，女，66岁，2019年5月10日初诊。

主诉：大便干结6年余。

病史：患者6年前因饮食不节，又情志不畅，导致大便秘结不通，坚硬难下，脘腹稍有胀满，食欲欠佳，期间服用芦荟胶囊、麻仁润肠丸等，症状未见明显缓解。既往病史：糖尿病10年，口服二甲双胍缓释片，血糖控制尚可，高血压3级，脑梗死，结肠黑变病。辰下：大便干结似球，2~3 d一行，小便正常，伴有脘腹胀满，纳差，寐可，舌质红苔薄黄腻，脉弦滑。

中医诊断：便秘（气机郁滞、湿热浊毒）；西医诊断：习惯性便秘、结肠黑变病、高血压3级、糖尿病、脑梗死。

治法：顺气导滞，清热化浊。

处方：枳实15 g，厚朴15 g，生白术12 g，姜黄9 g，半夏12 g，当归30 g，生山楂30 g，虎杖20 g，火麻仁30 g，肉苁蓉20 g，芦荟1 g，7剂。每日1剂，水煎取汁400 mL，早饭前30 min，晚睡前1 h服用。

二诊（2019年5月17日）：患者服药后症状明显缓解，大便偏干，日行1次，小便微黄，脘腹胀满减轻，食欲稍有好转，寐可，舌质红，苔根部薄黄腻。上方加郁李仁20 g，海藻20 g，昆布20 g，7剂。煎服法同前。

三诊（2019年5月24日）：患者大便正常，排便通畅，日行1次，小便调，脘腹仍稍觉胀满，食欲明显好转，寐可，舌质红，舌苔根部薄黄腻。上方去半夏，加焦麦芽、焦神曲各10 g，生山楂30 g，14剂。煎服法同前。

四诊（2019年6月8日）：患者已无明显不适，考虑其病程较长，恐其复发，遂守方治疗。

按语：患者由于饮食不节而损伤脾胃，加之情志不畅致肝胃不和，日久浊毒内生，腑气不通，大肠传导功能失常，而致糟粕内停，大便秘结。肝胃不和，气机郁滞，可见胃脘胀满，脾胃运化腐熟功能失常，加之气机郁滞不通，患者可见纳谷不馨，病程日久，气郁化热，脾易生湿，湿热胶着，生浊成毒，浊毒蕴结，可见小便黄。观其舌、脉均为气机不畅、湿热浊毒内扰之证。据此，李佃贵教授治以顺气导滞，化浊解毒。方中枳实、厚朴、姜黄化浊和胃，行气除胀；半夏、白术燥湿化浊；生山楂软化肠中燥便；火麻仁润肠通便；考虑患者年岁已高，需顾其阴阳之偏颇及气血津液之不足，故加当归以养血润肠通便，肉苁蓉养精血润肠通便，且稍加虎杖以清日久蕴积之湿热浊毒。二诊时，患者诸症均有明显好转，而大便仍干，故加海藻、昆布以软坚散结，软化肠中积聚之大便，现代药理研究海藻、昆布有明显的降血糖、降血脂作用。

三诊时,患者食欲仍觉欠佳,故加焦麦芽、焦神曲、生山楂以助消化。现代药理研究显示生山楂对胃肠道有双向调节作用,对于便秘患者,可改善其便秘;对于腹泻患者,可减缓其腹泻。此外,对于患者大便干结,并伴有食欲欠佳,可用生山楂以促进消化酶的分泌,从而增进食欲;再者,山楂有明显降血糖作用,故辨证加减应用于患者,可谓有一举多得的功效。并于上方基础上去半夏,以防止其燥湿邪太过,伤津助热邪,加重便秘。考虑患者病程较长,防止其便秘复发,故建议患者坚持服用中药治疗[1]。

第二节　李玉奇医案

案1.患者,女,26岁,2006年4月10日初诊。

主诉:便秘4年,加重半月。

病史:患者于4年前即反复出现便秘症状,自服芦荟胶囊症状可缓解。近半月患者上症加重,为求系统治疗遂来诊。现症:大便秘结,黏腻不爽,腹胀痛,食欲尚可,但食少嗳气,夜眠尚可。面色萎黄无华,形体瘦削。舌淡红,苔白,脉沉细。查体:全腹软,左下腹有轻度压痛,无反跳痛及肌紧张。结肠镜:全结肠黏膜未见异常。

中医诊断:便秘(大肠郁滞);西医诊断:功能性便秘。

治法:补肾健脾,润肠通便。

处方:麻子仁丸加减。苦参10 g,黑芝麻15 g,桑椹15 g,草决明15 g,白扁豆15 g,当归20 g,桃仁15 g,沉香5 g,火麻仁15 g,郁李仁15 g,莱菔子15 g,苏子15 g,6剂。水煎服,每日1剂。嘱调情志,节饮食,忌冷饮及过饱。

二诊:患者服药后自觉大便较前通畅,但觉腹胀。查体:面色萎黄,精神状态较好。舌淡红,苔白,脉沉细。患者脾气渐苏,肠道得润故便秘缓解,然郁滞未除故仍见腹胀。治疗当通腑行气,按原方加减。上方加槟榔片20 g通腑行气,利水消肿以解郁。患者服药1月余,大便基本恢复正常,仍时觉腹胀,余皆正常。

按语:患者由幼时饮食不节,食伤脾胃而致脾胃失调,运化失司,肾气亦相对不足,精血津液虚少,肠道失润,腑气不通所致便秘、腹胀、腹痛。此时当以调养脾胃缓其燥结为主,而不宜峻下,因峻下恐更伤脾胃使疾病更加难治而不愈。方以麻子仁丸为底方加减。加黑芝麻、桑椹、草决明以助润肠,苦参清无名虚火;白扁豆健脾化湿;当归、桃仁活血除瘀;沉香、莱菔子、苏子行气通腑。诸药力主通下而不燥,势缓而解急。李玉奇教授特别指出,大肠郁滞亦有因虚因实所致,实则急攻,缓则润下,切莫急功近利妄投峻下之品,虽得便通,亦有伤正之弊,临床当审慎之。

案2.患者,女,73岁,2008年8月12日初诊。

主诉:不能自行排便4年,加重1月。

病史:患者已有4年不能自行排便,每次均靠口服或外用药物以助排便,于某肛肠医院做排粪造影检查报告:直肠前突Ⅲ度,直肠黏膜脱垂。曾多方治疗未见好转,经人介绍遂来诊。症见:排便困难,腹胀,无腹痛,自觉乏力,食欲及夜眠尚可,无呕吐,发热等症状。舌淡

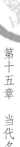

绛,苔白腻,脉弦细。查体:形体消瘦,面色萎黄少华。

中医诊断:便秘(脾约);西医诊断:功能性便秘、直肠黏膜脱垂。

治法:滋肾养血,润肠通便。

处方:麻子仁丸加减。柴胡 15 g,当归 25 g,陈皮 15 g,桑椹 20 g,厚朴 15 g,槟榔 20 g,莱菔子 15 g,草决明 20 g,沉香 5 g,火麻仁 15 g,郁李仁(单包) 10 g,6 剂。水煎服,每日 1 剂。嘱吃易消化食物,注意饭后运动。

二诊:患者服药后 3 d 排便 1 次,排便略感困难,便质先干后稀,腹微胀。舌淡绛,苔薄白,脉弦细。患者排便有所缓解,但仍觉腹胀,排便困难,便下先干后稀。此为津亏血燥,气虚失于濡润推动,且脾虚失于运化,感寒而食滞不化,停蓄胃肠所致。便难须缓泄之,而不可急于峻下,以使津液愈亏耗伤正气,而病愈发难治。宜加强通腑之力以行气润肠。治以行气润肠之法。方用麻子仁丸加减:槐花 10 g,槟榔 20 g,厚朴 15 g,莱菔子 15 g,当归 25 g,火麻仁 15 g,橘核 20 g,荔枝核 20 g,防风 15 g,细辛 5 g,桃仁 15 g,酒大黄 5 g,6 剂。水煎服,每日 1 剂。

三诊:服药 1 月余,患者基本保持 1~2 d 排便 1 次,腹胀症减,时有便不尽之感。遂又投以升阳健脾,养血润燥之补中益气汤加减:黄芪 10 g,太子参 20 g,白术 15 g,升麻 15 g,当归 25 g,火麻仁 15 g,橘核 20 g,柴胡 20 g,防风 15 g,陈皮 5 g,桃仁 15 g,酒大黄 5 g,6 剂。水煎服,每日 1 剂。3 个月后电话随访患者诸证俱消,排便如常。

按语:该患者为老年人,肝肾阴血不足,血燥而阴亏,肠失濡润传导失常,故见便秘、腹胀等症。患者不能自主排便,大便干结,此证与排便时间延长,排黏滞稀便,便后不爽之便秘当鉴别。前者为阴虚血燥,气机推动无力所致;而后者为湿热蕴脾,结于肠间,影响运化传导所致。证不同,治疗亦有所区别。后者当清热利湿,通腑泄浊;而本证当以滋肾养肝,润肠通便为主。后者治疗可清可下;而本证治疗当润当缓。方以麻子仁丸为底方加减,行气润肠;又辅以滋肾养肝之桑椹、草决明、当归三味药,润肝肾之燥兼俱通便之功。至三诊,患者便已通,但略感排便不畅,血虚得补,然气虚易乏,故此时恰为调整治疗方案之时机,治以升阳健脾,养血润燥之法,换用补中益气汤加减。因此,此时便结虽通,然仍有余邪留滞肠间,而正气虚耗,故便难不解,故采用益气升提之法,使清气升而浊气降,清气走五脏,浊气归六腑,使正气得以扶,邪气得以除,故而脏腑安和,各得其所[2]。

第三节　李桂贤医案

案:患者,女,38 岁,2018 年 1 月 17 日初诊。

主诉:反复大便干结半年余。

病史:大便干硬,时呈羊屎状,2~4 d 一行,常感心烦急躁,腹部稍有胀满、隐痛,嗳气,偶有反酸,口干口苦,纳差、寐可,小便调。舌淡红,边有齿痕,苔薄白,脉稍弦无力。

中医诊断:便秘(肝郁脾虚);西医诊断:功能性便秘。

治法:疏肝行气、健脾消滞

处方:柴胡 10 g,白芍 25 g,党参 20 g,香附 15 g,木香(后下) 5 g,白术 25 g,苏梗 10 g,牛膝

15 g,枳实15 g,砂仁5 g,六神曲10 g,陈皮10 g,7剂。水煎服,每日1剂,分早晚2次温服。

二诊(1月24日):患者大便干结症状好转,粪质成形不硬,1~2 d一行,嗳气、口干口苦及腹部胀满较前缓解,诉腹部仍有隐痛,纳寐可,舌脉同前。予以前方加醋延胡索10 g以行气止痛,海螵蛸10 g以制酸止痛,葛根15 g以滋阴生津润肠,继服7剂。

三诊(1月31日):患者诉大便质软,1~2 d一行,腹部隐痛等症状消失,脉稍弦无力。予以前方加党参15 g以补脾益气生津,继服15剂。

四诊(2月15日):患者诉诸症好转,无明显不适,纳寐可,二便调,舌淡红、苔薄,脉细。嘱患者调畅情志、节饮食、适寒温,平素可服逍遥丸调理。

按语:功能性便秘病程缠绵,严重影响患者的生活质量。中药治疗本病具有独特的优势,经中医辨证论治,合理用药往往能取得显著疗效。李东垣有言:"善治者,唯在调和脾胃而已。"李桂贤尊古而不泥于古,将中医理论与现代医学研究成果紧密结合,注重整体调节与四诊合参相并用,通过多年潜心的临床研究,提出了独到的见解。治疗方面,着重调肝理脾,坚持运中有降、降中有升、升中有通、通中有润的原则,通过补、理、降、调等法,使气机运行正常,脾胃升降得复而症状自除[3]。

第四节 刘启泉医案

案:患者,女,60岁,2019年5月15日初诊。

主诉:反复排便困难3年,加重10天。

病史:患者缘于3年前饮食不注意后出现腹痛、腹泻,大便稀,未见恶心、呕吐,自行服用止泻药(具体用药不详)后大便3日未解,未予重视。后便秘症状时轻时重,大便3~4日一行,平日无明显便意。10天前感冒后排便困难加重,伴口干、咽痛,于当地医院检查电子结肠镜未见明显异常,为求进一步中医药治疗,遂来诊治。现主症:大便4日未解,嗳气,下腹部胀满,无腹痛,无发热恶寒,咳嗽,喘息,口干,平素大便3~5日一次,质干,努责则汗出气短,腰膝酸软,间断头晕,心烦少寐,夜尿频,纳尚可。舌暗红,苔少,脉沉细弱。

中医诊断:便秘(气阴两虚);**西医诊断:**功能性便秘。

治法:益气养阴,润肠通便。

处方:黄芪30 g,生白术30 g,肉苁蓉20 g,决明子20 g,陈皮12 g,当归20 g,紫苏叶15 g,炒杏仁10 g,桃仁10 g,麦冬30 g,玄参30 g,生地黄30 g,女贞子20 g,墨旱莲20 g,柏子仁30 g,合欢皮20 g,木香6 g,7剂。同时嘱患者忌食辛辣刺激油腻之品。

二诊:患者大便得解,嗳气减少,腹胀缓解明显,咳喘减轻,寐好转,便意仍不明显,口干减轻。于上方加火麻仁15 g,枳壳15 g,山茱萸9 g,7剂。继服。

三诊:服药期间大便1~2日1次,质尚可,口干、小便频症状缓解,乏力气短减轻,继予上方14剂口服。随访3个月,未再复发。

按语:本案患者为老年女性,舌红少苔,脉沉细弱可知其证属气阴两虚,当治以补脾益肾,滋阴通便,方中柏子仁、炒杏仁、桃仁富含油脂,皆能润肠通便,柏子仁能"养心气,润肾燥,味甘能补,辛而能润,其气清香,能透心肾,益脾胃",炒杏仁止咳平喘,通利肺气;久病多瘀,桃仁可活血化瘀,润肠通便。另外,患者年老体衰,以黄芪、肉苁蓉补脾气,益肾阳,攻补兼施;生白术健脾益气通便;女贞子、墨旱莲滋补肾阴;加入理气之品陈皮、木香、枳壳,行大肠之滞气;合欢皮解郁安神,安五脏,和心志,诸药合用,可达益气养阴,润肠通便之效,并嘱患者保持心情舒畅,加强身体锻炼,合理膳食,并养成按时蹲便的良好习惯[4]。

第五节　朱秉宜医案

案.患者,女,61岁,2010年9月16日初诊。

病史有糖尿病20余年,近十年来,平时少有便意,大便3~5天一行,腹胀满,便干如粟,排便困难,怒责排便,食欲不振,神疲乏力,口干欲饮,腹胀,曾服用果导、番泻叶,外用开塞露等治疗。电子肠镜示肠道未见异常。局部检查:肛周欠平整,直肠指诊(-),肛门镜示母痔区充血明显,直肠壶腹部,血管纹理清晰。舌红、舌中有裂纹、少津、舌根厚腻。

中医诊断:便秘(气阴两虚,肠失濡润,运化失司);西医诊断:慢传输型便秘。

治法:宣肺清热,升清降浊。

处方:肠痹汤加减。南沙参、北沙参、紫菀、枳实、枳壳、当归各15 g,白术30 g,生地黄、麦冬、火麻仁、瓜蒌仁各20 g,黄芩、升麻、知母、杏仁各10 g,陈皮6 g。每日1剂,水煎服。上方连服14剂,排便困难、腹胀已有减轻。大便有时偏干,口干欲饮,纳差,血糖时偏高,原方加熟地黄10 g,瓜蒌仁20 g,焦山楂、焦谷芽、焦麦芽各15 g。

经近2月调治,大便1~2天一行,排便困难好转。其间夜寐差,原方加柏子仁25 g,首乌藤15 g,血糖偏高原方加僵蚕、丹参各10 g。并嘱调整饮食结构,补充足量膳食纤维,促进肠道正常运转。

按语:阴虚津亏型便秘在老年人中较为多见。有糖尿病20余年,近十年来大便干结难解,证属气阴两虚,肠失濡润,运化失司,先拟肠痹汤加减。治以宣肺清热,升清降浊,肠腑气机得以通畅,实是"提壶揭盖"之妙用,但阴伤是根本,必须滋阴润肠通便。本方清肺热、补肾水,升清降浊,养血润肠而通便。便秘不可急功近利,妄用攻伐之剂,以取速效。本案虚实夹杂,治疗当表里同治,虚实兼顾,扶正的同时,还要通肠道积滞。治疗的目的并非只改变便秘这一症状,其他如口渴、腰膝酸软、食欲不振、神疲乏力等症状也会随之解决。因本病顽固迁延难愈,且易反复,故完全治愈难度较大,但中医药治疗便秘,特别是慢性虚证便秘优势彰显,可在补虚治本的同时长期维持疗效[5]。

第六节　王生义医案

案1.患者,男,8岁。2018年12月25日初诊。

主诉:排便困难 1 年。

病史:患者家属诉 1 年前始排便困难,便质干,如羊粪状,每 3~5 日一行,通过饮食调节方式,口服芦荟胶囊等药物治疗,效果欠佳。现症见:大便干,便意差,每 3~5 日一行,口气重,纳寐可,小便黄,舌红、少苔,脉数。

中医诊断:便秘(肺肠郁热,津液亏虚);西医诊断:功能性便秘。

治法:清肺润肠通便。

处方:桑黄五仁汤加减。桑叶 9 g,黄芩 5 g,瓜蒌仁 5 g,桃仁 5 g,杏仁 5 g,火麻仁 9 g,柏子仁 5 g,当归 5 g,酒大黄 3 g,厚朴 5 g,炒莱菔子 5 g,生地黄 5 g,麦冬 5 g,玄参 5 g,玉竹 5 g,甘草 3 g,7 剂。水煎服,每日 1 剂,早晚分服。嘱多食水果蔬菜,多饮水保证足够的水量,养成定时排便习惯。

二诊(2019 年 1 月 3 日):自诉上症缓解,大便 2~3 日一行,不干,小便正常。上方去酒大黄加藿香 5 g,焦神曲 5 g,7 剂。水煎服,每日 1 剂,早晚各 1 次。

三诊(2019 年 1 月 10 日):自诉大便形质正常,日 1 次。上方继服 5 剂以巩固疗效,嘱注意饮食,生活规律。随诊症状无反复。

按语:该患者排便困难、便质干为主症,主因肺肠郁热,肺宣发肃降、通调水道功能出现异常,且热邪灼伤肠道津液,发为便秘。治以清肺润肠,拟桑黄五仁汤加减治之。方中桑叶、黄芩、杏仁上清肺热保津润肠,亦为肺与大肠相表里之意;桃仁、柏子仁、火麻仁润肠通便;炒莱菔子、厚朴行气导滞,助腑气下行;酒大黄苦寒,涤荡肠腑实热;玄参、麦冬、玉竹、生地黄润肺养阴生津,甘草调和诸药。二诊患者便秘症状明显缓解,去酒大黄防苦寒太过伤小儿之体,加芳香之藿香以醒脾开胃防滋阴之品碍胃。收效如桴鼓,实为辨证精当,用方细致之至。

案 2.赵某,女,52 岁,2018 年 10 月 9 日初诊。

主诉:反复排便困难 20 年。

病史:自诉 20 年前始排便困难,便质干,如香肠状,每 3~5 日一行,通过饮食调节方式,口服芦荟胶囊等药物治疗,效果欠佳。为进一步诊治,求治于王老门诊。现症见:大便稍干,便意差,每 5~8 日一行,腹胀,纳寐可,小便黄,舌红少苔,脉数。

中医诊断:便秘(肺有郁热,津液亏损);西医诊断:功能性便秘。

治法:清肺润肠通便。

处方:桑黄五仁汤加减。桑叶 10 g,黄芩 10 g,火麻仁 15 g,枳实 10 g,厚朴 10 g,柏子仁 10 g,桃仁 10 g,大腹皮 10 g,当归 10 g,全瓜蒌 12 g,酒大黄 10 g,槟榔 10 g,番泻叶 10 g,7 剂。水煎服,每日 1 剂,早晚 2 次分服。嘱多食水果蔬菜,多饮水保证足够的水量,养成定时排便习惯。

二诊(2018 年 10 月 16 日):自诉腹胀减轻,大便 2 次,不干,小便正常。上方去番泻叶加生地黄 10 g,玄参 10 g,7 剂。水煎服,每日 1 剂,早晚 2 次分服。嘱患者适当锻炼。

三诊(2018 年 10 月 23 日):自诉大便形质正常,每 2 日一行,腹胀消失,纳寐可,小便正常。上方继服 5 剂以巩固疗效,随诊症状无反复。

按语:该患者排便困难、便质干为主症,主因肺有郁热,肺主宣发肃降、通调水道功能出现异常,且热邪灼伤肠道津液,发为便秘。治法:一者清肺,二者润肠,以桑黄五仁汤加减治

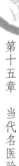

之。方中火麻仁、柏子仁、桃仁、当归、瓜蒌润肠通便；桑叶、黄芩上清肺热保津，杏仁泻肺润肠，亦有肺与大肠相表里之意；枳实、厚朴、槟榔、大腹皮行气导滞破结，助腑气下行；酒大黄苦寒，涤荡肠腑实热；此患病日久，加番泻叶以攻下行滞通便。二诊患者便秘症状明显缓解，去攻下力量强的番泻叶；加甘寒质润生地黄以滋阴润燥通便，甘咸之玄参以清热凉血、滋阴降火。收效如桴鼓，实为辨证精当细致之至[6,7]。

第七节　石志超医案

案：患者，女，70岁。患慢性胆囊炎多年。

主诉：反复排便困难1年。

病史：曾服用多种苦寒利胆药，近一年来大便秘结屡服通便药不效，大便6~7日一行，大便干结如羊屎状，常用开塞露通便，食后腹胀，不敢多食，消瘦，乏力，口干，舌红少苔，脉沉细。

中医诊断：便秘(气虚阴竭肠燥，兼夹气滞)；西医诊断：功能性便秘。

治法：补气滋阴增液，润肠行气通。

处方：生地黄20 g，玄参15 g，麦冬15 g，生百合30 g，白芍15 g，黄精15 g，桑椹10 g，生白术30 g，太子参15 g，炙紫菀10 g，炒莱菔子10 g，乌药10 g，鸡内金40 g，火麻仁15 g，炙甘草10 g，7剂。每日1剂，水煎，分3次服。嘱饮食多食菠菜、猪血、芝麻、木耳等滑润之品，多饮水，勿食辛辣、烧烤类食物。

二诊：服药7剂，大便稍软，2~3日一行，仍有食后腹胀，乏力，口干，舌暗红少苔，脉沉细。前方白术改为40 g，加桃仁6 g，沙参15 g，6剂。嘱可少量多次进食。

三诊：大便每日1次，腹胀已消，饮食渐增，仍有少气，乏力，舌红苔薄白，脉沉细。前方去乌药，加黄芪20 g继服药2周。诸症均好。

按语：观本病例审其因当知为年老体弱，阴血不足，津液干枯。加之患慢性胆囊炎曾多服苦寒攻下之药，复因便秘服用通便药，而市售通便之药为求速效，必妄用攻下之品，攻下剂多苦寒伤阴伤气，久之必犯虚虚之弊，故其病机为气虚阴竭，肠道失润，"无水舟停"，大虚之证焉可妄用攻下。故本方以大剂补气滋阴药治之，增水行舟，此法为中医治法之反治法，即塞因塞用，虽有腹胀、便秘之症，仍勿攻之，由病机使然。方中紫菀为止咳平喘药，化痰止咳，与便秘似无关系，然《医宗必读》有云："紫菀，主痰咳上气，……通利小肠，虽入至高，善于下趋"，肺与大肠相表里，肺主气，主宣发和肃降，大肠传化糟粕亦与肺的宣降有关，肺气不降则腑气不通，如唐宗海《医经精义·脏腑之官》中所述"大肠之所以能传导者，以其为肺之腑。肺气下达，故能传导"。肺失清肃，津液不能下达，可致大便困难；肺气虚弱，气虚推动无力也可见大便艰涩不行。故临证治疗便秘常少佐通肺经之药，如见气虚之证更进大剂补气之品[8]。

第八节 刘铁军医案

案:患者,女,71 岁,2018 年 6 月 5 日初诊。

主诉:反复排便困难 3 年。

病史:便秘病史 3 年,痔疮术后 2 年。患者自述自从 2 年前痔疮术后,排便一直不畅,间断口服香丹清,稍有缓解,但停药后则亦复如初。现症见:大便秘结,5~6 日 1 行,每次排便异常困难,往往用力过大而汗出如雨、肛门脱出,身体消瘦,面色萎黄,乏力短气,口干,口渴欲饮,纳尚可,眠差,小便可,舌质淡苔白,脉缓弱无力。

中医诊断:便秘(脾气虚弱);**西医诊断:**功能性便秘 。

处方:补中益气汤合增液承气汤加味。党参 10 g,黄芪 60 g,炒白术 30 g,陈皮 10 g,升麻 10 g,柴胡 10 g,当归 30 g,炙甘草 10 g,玄参 30 g 生地黄 30 g,麦冬 20 g,石斛 15 g,天花粉 15 g,芒硝 6 g,大黄 6 g,8 剂。上方水煎取汁 450 mL,每服 150 mL,据便秘通下情况,日 2~3 次口服。

二诊(2018 年 6 月 15 日):服药后大便 3 日 1 行,大便稍畅,口干苦、乏力短气减轻,仍有肛门脱垂感,遂在上基础上方黄芪增至 80 g,芒硝用量减至 3 g,大黄用量减至 3 g,余药余法同前,处方 5 剂。

三诊(2018 年 6 月 22 日):服药后,大便日 1~2 次,肛门脱垂感、口干苦消失,乏力明显缓解,面色稍如常人,再于上方基础上,减芒硝、大黄,黄芪减至 50 g,7 剂,以固其效。1 个月后电话随访,上症皆消失,未再反复。

按语:本案患者一诊时因气虚较甚,遂给予补中益气汤以补气健脾应用黄芪至 60 g,增液承气汤增水行舟,促进排便。患者便秘日久,邪碍脾阳,脾湿健运,痰浊阻滞,清阳不升,浊阴不降,导致口干欲饮,故予天花粉、石斛,以生津止渴;二诊患者气虚好转,仍有肛门脱垂感,遂加减药量黄芪增至 80 g,芒硝减至 3 g,大黄减至 3 g,口干乏力减轻;三诊患者病情好转,肛门脱垂明显缓解,口干消失,故在上方基础上,减芒硝、大黄,黄芪减至 50 g,继调之[9]。

第九节 张小萍医案

案:患者,女,76 岁,2010 年 12 月初诊。

主诉:反复大便不畅半年余。

病史:近半年来反复出现大便不畅,拒做肠镜,曾服用通便药,仅能缓解症状,停药后便秘如故。现症见:大便干结难解,3~5 天 1 行,腹胀,里急后重,常需借助开塞露方能解出,解时用力则汗出气短,解后神疲乏力,形体消瘦,嗜睡,小便调,舌质红,苔薄白而腻,脉弦细。

中医诊断:便秘(脾虚肠燥);**西医诊断:**功能性便秘。

治法:健脾益气,润肠通便。

处方:补中益气汤加减。党参15 g,黄芪30 g,炒白术10 g,炙甘草6 g,升麻6 g,当归6 g,柴胡6 g,陈皮10 g,杏仁10 g,玄参15 g,火麻仁15 g,郁李仁10 g,枳壳15 g,炒谷芽20 g,炒麦芽20 g,肉苁蓉15 g,生姜2片,红枣3枚,7剂。文火煎取400 mL,分2次温服,每日1剂,嘱患者加强功能锻炼。

二诊:药后大便稍有好转,依然有里急后重感,时腹胀,大便次数为每日1次,未见明显黏液,胃脘部偶有烧灼感,无明显反酸、嗳气,睡眠尚可,舌质红,苔薄白,脉弦。守上方加白及20 g,黄连6 g,神曲15 g,14剂。

三诊:服药后患者大便基本正常,已无里急后重感,日行约2次,偶有黏液,胃脘部偶感不适,饮食尚可,睡眠安,舌质淡红,苔薄白,脉弦细。守上方7剂,日1剂。

按语:本案关键点在于解便时用力则汗出气短,解后神疲乏力,形体消瘦。患者为76岁老年女性,年老体虚,肺脾气虚,升降失司,但脾虚未有胃不病者,所谓纳化相宜,升降有序,故脾不能升清而胃不能和降,则便秘腹胀。《景岳全书·秘结》云:"元气薄弱之人,有便不行者,但察其胸腹下焦,若绝无胀实痞塞,急坠欲解等患,此其中本无实邪,即虽十日二十日不解,亦自无妨,切不可因其不便,强为疏导。若肠脏本无滞碍,而强为通利,以泄胃气,遂至主不胜客者有之,邪固而陷者有之。"故紧扣病机,拟补中益气汤加味。加火麻仁、郁李仁较为滋润,尤以润肠、滑肠、养阴血见长;玄参养阴津;杏仁协理肺气,取肺与大肠相表里,肺气得宣,对治疗便秘起到提壶揭盖的作用;枳壳调理中焦气机,能升能降,与杏仁配伍共奏宣上理下发散内外之功;肉苁蓉温肾益精、暖腰润肠通便,配合升麻、枳壳有滋阴养血、温肾填精、润肠通便的作用。全方张小萍教授灵活运用脾胃气化的原理,使之补而不腻,补中有通,通而不泻,药性平和,补脾益气,使脾健运复,便秘自愈[10]。

第十节 朱良春医案

案:患者,男,8个月。

主诉:不能自行排便1月。

病史:据其母亲述,已用开塞露1个月,用则可排便,大便先干后稀,不用则无法排便。刻下患儿口渴、胃纳差、排便困难及腹部胀满,舌色淡白,脉缓。

中医诊断:便秘(肝胃不和);西医诊断:功能性便秘。

治法:健脾益胃,疏肝理气。

处方:党参6 g,生白术12 g,炒枳实3 g,干姜3 g,莱菔子3 g,葛根3 g,炙甘草3 g。药服2剂,胀满改善,大便日行1次,纳食增加,续服3剂,腹胀消失,口不渴。后守方5剂停药,2个月后复诊,未见复发。

按语:上述方中重用党参(太子参)及白术,因二药合用有鼓舞中气,奠定中土,恢复脾胃功能之效。其中必须注意方中重用白术,因白术滋脾液、健脾运。临床上此类患儿排便困难,虚坐努责,用一般通便药很难奏效,必须以补为通,使脾胃得健,升降复常,肠腑乃通。妇科名医夏桂成教授也在其书内提及生白术治虚证便秘,而且用量宜大。另外,需注意方中必须适当加入升提之药,如升麻、柴胡及葛根。这也体现了朱良春教授在治疗上重视先升才有降之原理。全身气机的调和,主要体现在中焦气机的升降,脾以升清为畅,胃以和降为顺,疏润肝木,因肝气疏泄功能直接关系到中焦脾胃气机升降运行。《医方集解》中有关升麻记载:"有病大小便秘者,用通利药而罔效,重用升麻烦而反通"。[11]

第十一节　柯晓医案

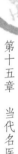

案: 杨某,女,51 岁。2019 年 10 月 30 日初诊。

主诉: 反复排便困难 5 年余。

病史: 素乏便意,每日一行,量少质干,呈羊屎状,排便费力,伴不尽感,曾用"乳果糖、麻仁丸、六味能消胶囊"等辅助排便,症状有所改善。辰下症见:现服用"麻仁丸、乳果糖"辅助通便,每日一行,量少质硬,呈羊屎状,伴不尽感,排便费力,乏便意,性情急躁,胃脘痞闷,腹胀,口苦,纳可,知饥,小便尚调,寐差,舌质淡紫,苔薄黄,脉弦。辅助检查:(2019 年 06 月 26 日,福建省第二人民医院)电子胃镜:慢性非萎缩性胃炎伴糜烂。电子结肠镜:大肠黑病变。(2019 年 10 月 15 日,福建省第二人民医院)结肠传输试验:①48 小时钡条排出率为 0;72 小时钡条排出率为 20%。②慢传输型便秘,请结合临床。(2019 年 10 月 18 日,福建省第二人民医院)3D 肛门直肠测压:①直肠推进力不足。②直肠感觉异常。③盆底肌协调运动功能大致正常。2019 年 10 月 30 日量表评估:①慢性便秘严重度评分(CCS):13 分。②便秘患者生活质量自评量表(PAC-QOL):93 分。

中医诊断: 便秘(气滞);**西医诊断:** 功能性便秘(慢传输型便秘)。

治法: 顺气导滞,润肠通便。

方药: 理气通便汤加减。厚朴 10 g,枳实 10 g,火麻仁 15 g,郁李仁 10 g,瓜蒌仁 15 g,炒莱菔子 10 g,柴胡 9 g,白芍 12 g,陈皮 9 g,芒硝 3 g(冲服),7 剂。每日 1 剂,水煎服,每日 2 次。配合针灸(天枢、上巨虚、八髎穴、百会、神庭、四神聪等)及球囊训练。嘱其清淡饮食,保持心情舒畅。

二诊(2019 年 11 月 6 日):患者诉服中药 2 天后,有便意,但排出量少,伴腹胀,故自行加乳果糖 1 支,结合运动、摩腹后,每日一行,量可,成形,排便无费力,伴不尽感,胃脘稍痞闷,夜寐尚安,纳一般。舌质淡紫,苔薄黄微腻,脉弦细。效不更方,续守上方 7 剂,继续嘱其配合针灸、球囊训练。

三诊(2019 年 11 月 15 日):患者诉服药期间,除一天未排便,余每日一行,晨起摩腹后排便,质时硬量少,胃脘痞闷,腹胀缓解,唇干,纳寐可,舌质淡,苔薄微黄,脉细。中药守上方 7 剂,加瓜蒌至 20 g,继续针灸治疗、球囊训练。

四诊(2019 年 11 月 26 日):针灸疗程结束后,症状好转,每日一行,排便费力好转,仍稍显不尽感。量表评估:①CCS:7 分。②PAC-QOL:41 分。嘱其继续生活饮食调理,球囊训练。

五诊(2019 年 12 月 10 日):电话随访,未用药物情况下,大便每日一行,成形,质中,量可，伴腹胀，胃脘痞闷，纳寐尚可，予调理脾胃中药治疗。随后未见复诊，遂电话随访，患者排便保持通畅，较之既往，已甚为欣然。

按语：据脉症分析，此案证属气机郁滞、大肠传导失职之气滞秘。患者平素性情急躁，肝气横逆犯脾胃，脾胃气机升降失常，则大肠气机壅滞，传导失职，故见排便困难；木旺乘土，运化无权，不能为胃行其津液，肠道失其津液濡养，则大便干结，数日而下。肝气扰于心则烦躁寐差，客于胃则脘痞不舒；再者一身气机之升降出入皆赖脾升胃降，而今却壅塞不畅，在上则嗳气太息，在下则矢气频频。可见，气滞秘乃因脏腑气机升降失常，传导失司，糟粕内停，而发为便秘，正如《症因脉治·大便秘结论》所言："气秘便结之因，诸气怫郁，则气壅大肠，而大便乃结。"本验案取穴天枢为大肠募穴，上巨虚为大肠下合穴，二穴共用，通调大肠腑气，腑气通则大肠传导功能复常；八髎穴调理下焦，通经活络，通过刺激骶神经，调节盆底肌肉节律的收缩和舒张运动；百会、神庭、四神聪调理脑神，通过对大脑皮层的高级排便中枢进行调节，直接作用于脊髓腰骶段的初级排便中枢，从而实现排便反射的恢复。通过经络的循行，以及腧穴的近治作用、远治作用和特殊作用，辨证论治，整体治疗与局部治疗相结合，实现调理肠胃，行滞通便之功[12]。

·············· 参 考 文 献 ··············

[1] 贾苏杰，李佃贵，郭立芳，等.国医大师李佃贵治疗功能性便秘用药特点[J].中医学报，2020，35(8)：1697-1700.

[2] 汤立东，王学良，王垂杰，等.李玉奇教授治疗便秘经验[J].世界中医药，2013，8(8)：932-934.

[3] 覃玉珍，李桂贤，牟丽环，等.李桂贤治疗功能性便秘经验[J].湖南中医杂志，2019，35(9)：28-30.

[4] 韩雪飘，魏丽彦，李念，等.刘启泉基于"通调五脏"治疗功能性便秘经验[J].环球中医药，2020，13(3)：471-473.

[5] 何雯玉，谷云飞，殷翠云.朱秉宜教授从虚论治便秘经验介绍[J].新中医，2016，48(5)：228-230.

[6] 莫日根，常宏涛，赵福龙，等.王生义主任医师治疗功能性便秘临床经验[J].中国中医药现代远程教育，2020，18(23)：51-53.

[7] 莫日根，常宏涛，陈佳，等.王生义治疗便秘临床经验[J].辽宁中医杂志，2021，48(4)：43-45.

[8] 乔淑茹.石志超教授治疗慢性功能性便秘经验[J].光明中医，2013，28(5)：903-904.

[9] 曾天龙，刘铁军.刘铁军教授运用补中益气汤加味治疗功能性便秘[J].现代养生，2019(2)：162-163.

[10] 桂茜茹，张琦，李芳，等.张小萍运用补中益气汤治疗内科疾病验案举隅[J].江西中医药大学学报，2020，32(6)：21-24.

[11] 吕泽康，朱良春.国医大师朱良春教授塞因塞用法辨治小儿便秘[J].吉林中医药，2014，34(6)：577-579.

[12] 刘启鸿，柯晓，方文怡，等.柯晓教授治疗功能性便秘临证经验[J].福建中医药，2021，52(9)：44-45.